兰室秘藏

金·李杲 原著

刘更生 臧守虎 点校

天津出版传媒集团
天津科学技术出版社

图书在版编目(CIP)数据

兰室秘藏／（金）李杲著；刘更生，臧守虎等点校．—天津：天津科学技术出版社，2004.7（2024.11 重印）

（实用中医古籍丛书）

ISBN 978-7-5308-2865-6

Ⅰ．兰…　Ⅱ．①李…②刘…③臧…　Ⅲ．①医论－中国－金代②验方－中国－金代　Ⅳ．R2-53

中国版本图书馆 CIP 数据核字（2000）第 62151 号

兰室秘藏

LANSHI MICANG

责任编辑：张　冲　梁　旭

责任印制：赵宇伦

出　　版：天津出版传媒集团／天津科学技术出版社

地　　址：天津市西康路 35 号

邮　　编：300051

电　　话：（022）23332397

网　　址：www.tjkjcbs.com.cn

发　　行：新华书店经销

印　　刷：雅迪云印（天津）科技有限公司

开本 787×1092　1/32　印张 7　字数 79 000

2024 年 11 月第 1 版第 4 次印刷

定价：38.00 元

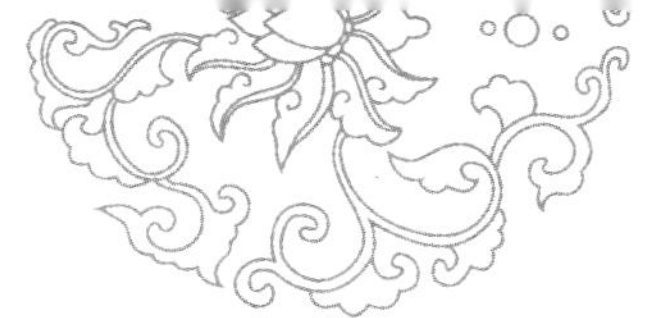

内容提要

《兰室秘藏》3卷，金·李杲撰。李杲字明之，晚号东垣老人，为金元四大医家之一，其学术思想被后世医家概括为“补土派”。

本书分为21门，载医论21篇，列方280余首，内容涉及内、外、妇、儿、五官等临床各科。医论集中体现了东垣“土为万物之母，脾胃为生化之源”的理论，认为多种病证的发生均与内伤脾胃有关，强调治疗应以脾胃为本。所列诸方，如补中益气汤、清暑益气汤、升阳益胃汤等，均为后世常用的名方。本书充分反映了东垣学说在临床各科的经验与成就，是一部临证实用的综合性医著，对于学习研究东垣的学术思想与临证经验，具有较高参考价值。

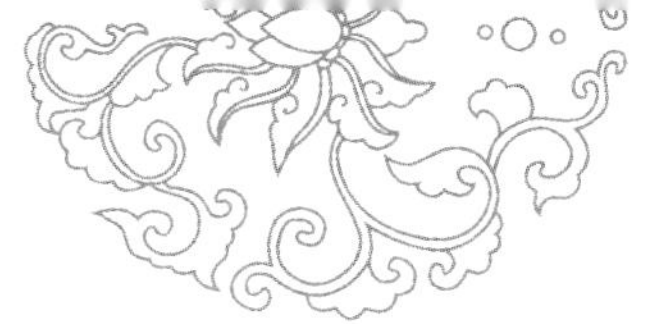

点校说明

《兰室秘藏》，金·李杲撰。李杲，字明之，晚号东垣老人，为金元四大医家之一。其学术以《内经》为宗，以仲景为遵，开创了内伤脾胃学说之先河，被后世奉为补土派宗师。一生勤于临床，善于著述，著作存世者有《内外伤辨惑论》、《脾胃论》、《兰室秘藏》、《医学发明》、《东垣试效方》等数种。

《兰室秘藏》分上、中、下 3 卷，计 21 门，内容包括内、外、妇、儿、五官等临床各科常见病证治，是一部临证实用的综合性医著。书中载医论 21 篇，集中体现了东垣“土为万物之母，脾胃为生化之源”的理论。全书列方 280 余首，除少数古方外，均为东垣所创的有效方剂。

如补中益气汤、清暑益气汤、升阳益胃汤等，均为后世常用的名方。这些方剂虽药味多而用量少，但却法度谨严，匠心独运，多为其临证之经验总结。《四库全书总目提要》云："此书所载自制诸方，动至一二十味，而君臣佐使，相制相用，条理井然。"评论可谓公允。

本书取《素问·灵兰秘典论》"藏之灵兰之室"一语而名，表示所撰方论极为珍贵之意。该书初刊于元至元十三年（1726），其后曾广为流传。现存主要版本有元、明、清数种刊本及抄本，并见于《济生拔萃》、《东垣十书》、《古今医统正脉全书》、《四库全书》、《丛书集成初编》等丛书中。

现将此次整理的有关问题说明如下：

一、以明·吴勉学刻《古今医统正脉全书》本为底本，以上海函芬楼影印元延祐二年（1315）刻《济生拔萃》本、明嘉靖梅南书屋刻《东垣十书》本、日本万治元年（1658）武村市兵卫翻刻杨懋卿《东垣十书》本、《四库全书》本、《丛书集成》本为校本。并以《素问》、《东垣试效方》等为他校本。

二、校注采用简体横排形式，并加新式标点，对底本内容不加增删。

三、繁体字、古今字、俗字以及因刊刻所致的明显误字径改为规范简化字；药名、病证名等以现通行写法适当规范，如"黄蘗"径改作"黄柏"、"斑猫"径改作"斑蝥"、"努肉"径改作"胬肉"，均不出校记，余者凡有改动均出校记说明。

四、因书改横排，原方用法中的方位词"右"，今径改作"上"。

五、底本各卷卷目下有"江阴朱氏校刊本、金真定李杲撰"字样，今并删。

兰室秘藏序①

《兰室秘藏》六卷，吾师李东垣先生所辑也。不肖②读之而曰：至矣哉！吾师之学术贯天人，洞微奥也。其论饮食劳倦，人所日用而不知者，故首及之。次中满腹胀，胃脘酒渴。至于眼、耳、鼻、舌、齿、喉、血分腰痛、大小便、痔瘘、泻痢、疮疡、妇儿科，皆穷其旨要。而论脉法尤详悉而切当，言病证变换万状皆形见于脉，按其弦长、滞缩、清浊，伸引无尽。吾师尝云：至微者，理也；至著者，象也。体用一源，显微无间，得其理则象可得而推矣。是吾师有不言，言辄应，与是编相符合，非口所辩说，纸上陈言，不能施用者欤。然而人之欲自颐真精，顺时却病，与医家溯流穷源，不拘执古方而收功者，舍是奚观

① 此序原无，据日刻本《东垣十书》补。

② 不肖：古时自称的谦词。

焉。夫吾师合生气之和，道五常之性，使疾疢不作而无妖祲短折，起死扶伤，令六合咸宁，万世攸赖，非古圣王亨嘉[①]之致治乎！圣王之世，即喙息蠕动之细，莫不禀仰太和，沐浴玄泽[②]。若吾师殚厥心思以较雠是编，濯痍煦寒，如《洪范》所谓：身其康强，子孙逢吉，曰寿、曰康宁、曰考终者，是编之效也。吾师弗自私藏，以公诸人，不止一身行之，欲人人行之，又欲天下万世行之；不止一方蒙泽，欲举世蒙泽，又欲千世亿世蒙泽也。吾师嘉鱼[③]无穷者，吾师心思之所流而精神之所聚也。不肖何敢序，但忝[④]衣钵之传，若太史公云：岩穴之人，欲砥行立名，非附青云之士，恶能声施后世，则序之之鄙意云尔。

至元丙子三月上巳门人罗天益百拜书

---

① 亨嘉：犹亨会、嘉会，意为汇聚众美。

② 玄泽：圣泽、圣恩。

③ 嘉鱼：犹嘉惠。

④ 忝：谦词，表示有辱他人。

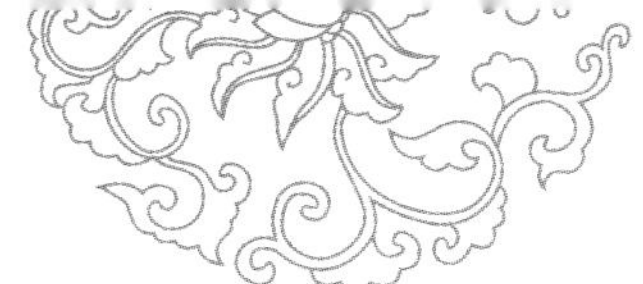

目　录

---

① 于热论:原缺,据正文标题补。

② 中满分:原缺,据正文方名补。

① 丸:原作“汤”,据正文方名改。

① 翳：原作"医"，据正文方名改。

① 散:原作“汤”,据正文方名改。

① 热牙散:一名麝香散。

①肝:原作"牙",据正文方名改。

① 麻黄桂枝汤、黄芪芍药汤:此二方原列人参饮子后,今据正文次序调整。

① 汤:原作“丸”,据正文方名改。

---

① 固:原作“同”,据正文方名改。

① 当归郁李仁汤：正文方名作"当归部李仁汤"。

② 魂：原作"蒐"，据正文方名改。

兰室秘藏卷上

饮食劳倦门

饮食所伤论

《阴阳应象论》云：水谷之寒热，感则害人六腑。《痹论》云：阴气者，静则神藏，躁则消亡。饮食自倍，肠胃乃伤。此乃混言之也。分之为二：饮也，食也。饮者，水也，无形之气也。因而大饮则气逆，形寒饮冷则伤肺，病则为喘咳，为肿满，为水泻。轻则当发汗、利小便，使上下分消其湿，解酲汤、五苓散、生姜、半夏、枳实、白术之类是也；如重而蓄积为满者，芫花、大戟、甘遂、牵牛之属利下之，此其治也。食者，物也，有形之血也。如《生气通天论》云：因而饱食，筋脉横解，肠澼为痔。又云：食伤太阴、厥阴，寸口大于人迎两倍、三倍者，或呕吐，或痞满，或下痢肠澼，当分寒热轻重而治之。轻则内消，重则除下。如伤寒物者，半夏、神曲、干姜、三棱、广茂、巴豆之类主之；如伤热物者，枳实、白术、青皮、陈皮、麦蘖、黄连、大黄之类主之。亦有宜吐者，《阴阳应象论》云：在上者，因而越之。瓜蒂散之属主之。然而不可过剂，过剂则反伤肠胃。盖先因饮食自伤，又加之以药过，故肠胃复伤而气不能化，食愈难消矣，渐至羸困。故《五常政大论》云：大毒治病，十去其六；小毒治病，十去其七；凡毒治病，不可过之。此圣人之深戒也。

劳倦所伤论

《调经篇[1]》云：阴虚生内热奈何？岐伯曰：有所劳倦，形气衰少，谷气不盛，上焦不行，下脘不通，而胃气热，热气熏胸中，故内热。《举痛论》云：劳则气耗。劳则喘且汗出，内外皆越，故气耗矣。夫喜

① 调经篇：《素问》篇名作“调经论”。

怒不节，起居不时，有所劳伤，皆损其气。气衰则火旺，火旺则乘其脾土，脾主四肢，故困热，无气以动，懒于语言，动作喘乏，表热自汗，心烦不安。当病之时，宜安心静坐，以养其气，以甘寒泻其热火，以酸味收其散气，以甘温补其中气。《经》言劳者温之，损者温之者是也。《金匮要略》云：平人脉大为劳，脉极虚亦为劳矣。夫劳之为病，其脉浮大，手足烦热，春夏剧，秋冬差。脉大者，热邪也。极热者，气损也。春夏剧者，时助邪也；秋冬差者，时胜邪也。以黄芪建中汤治之，此亦温之之意也。夫上古圣人，饮食有节，起居有常，不妄作劳，形与神俱，百岁乃去，此谓治未病也。今时之人，去圣人久远则不然，饮食失节，起居失宜，妄作劳役，形气俱伤，故病而后药之，是治其已病也。推其百病之源，皆因饮食劳倦，而胃气、元气散解，不能滋荣百脉，灌溉脏腑，卫护周身之所致也。故苍天之气贵清静，阳气恶烦劳。

噫！饮食喜怒之间，寒暑起居之际，可不慎欤！

调中益气汤

治因饥饱劳役，损伤脾胃，元气不足，其脉弦洪缓而沉，按之中之下得，时一涩。其证四肢满闷，肢节疼痛，难以屈伸；身体沉重，烦心不安，忽肥忽瘦，四肢懒倦，口失滋味，腹难舒伸；大小便清利而数，或上饮下便，或大便涩滞，或夏月飧泄，米谷不化，或便后见血，或便见白脓；胸闷短气，咽膈不通，痰唾稠黏，口中沃沫，食入反出；耳鸣耳聋，目中流火，视物昏花，胬肉红丝，热壅头目，不得安卧，不思饮食，并皆治之。

橘皮如腹中气不转运，加木香一分，如无此证不加 黄柏酒洗，各二分 升麻此一味为上气不足，胃气与脾气下流，乃补上气，从阴引阳 柴胡各三分 人参有嗽者去之 炙甘草 苍术各五分 黄芪一钱。

如时显热躁，是下元阴火蒸蒸然发也，加生地黄二分、黄柏三分。

如大便虚坐不得，或大便了而不了，腹中常常逼迫，皆是血虚血涩，加当归身三分，无此证则去之。

如身体沉重，虽小便数多，亦加茯苓二分、黄柏三分、泽泻五分、苍术一钱，时暂从权而去湿也，不可常用。兼足太阴已病，其脉亦络于心中，故显湿热相合而生烦乱。

如胃气不和，加汤洗半夏五分、生姜三片；有嗽者，加生姜、生地黄二分，以制半夏之毒。

如痰厥头痛，非半夏不能除，此足太阴脾邪所作也；如兼躁热，加黄柏、生地黄各二分。

如无已上证，只服前药。

上件锉如麻豆大，都作一服，水二大盏煎，去柤[1]，稍热，食远服之。宁心绝虑，静坐少语，药必为效耳。

如夏月须加白芍药三分。

---

① 柤：渣滓。

如春月腹中痛，尤宜加。

如恶热而渴，或腹痛者，更加芍药五分、生黄芩二分。

如恶寒腹痛，加中桂三分，去黄芩，谓之桂枝芍药汤，亦于前药中加之。

如冬月腹痛，不可用芍药，盖大寒之药也。只加干姜二分，或加半夏五七分，以生姜少许制之。

如秋冬之月，胃脉四道为冲脉所逆，胁下少阳脉二道而反上行，名曰厥逆。其证气上冲咽不得息，而喘息有音不得卧，加吴茱萸五分至一钱，汤洗去苦，观厥气多少而用之，亦于前药中作一服服之。

如夏月有此证，为大热也。此病随四时为寒热温凉也，宜以：

黄连酒洗　黄柏酒浸　知母酒浸，各等分

上为细末，熟汤为丸，如梧桐子大。每服一百丸或二百丸，白汤送下，空心服。仍多饮热汤，服毕少时，便以美食压之，使不令胃中停留，直至下元，以泻冲脉之邪也。大抵治饮食劳倦所得之病，乃虚劳七损证也，常宜以甘温平之，甘多辛少，是其治也。

宽中喜食无厌丸一名宽中进食丸

资形气，喜饮食。

木香五分　青皮　人参　干姜各一钱　炙甘草一钱五分　白茯苓　泽泻　槟榔　橘皮　白术各二钱　缩砂仁　猪苓各二钱半　半夏七钱　枳实四钱　草豆蔻仁五钱　神曲五钱半，炒　大麦蘖面一两，炒

上为细末，汤浸蒸饼为丸，如梧桐子大。每服三五十丸，米汤下，食远服。

交泰丸

升阳气，泻阴火，调荣气，进饮食，助精神，宽腹胁，除怠惰嗜卧、四肢沉困不收。

干姜炮制，三分　巴豆霜五分　肉桂去皮，捣，一钱　人参去芦，一钱　柴胡去苗　白术　小椒炒去汗子并闭目，各一钱五分　厚朴去皮，炒，三钱，秋冬加七钱　苦楝酒煮　白茯苓　缩砂仁

各三钱　知母四钱，一半酒炒，一半酒洗，春夏用，秋冬去　川乌炮制，去皮脐[1]，四钱五分　吴茱萸汤洗七次，五钱　皂角水洗，煨，去皮弦　紫菀去苗，各六钱　黄连去须，七钱，秋冬减一钱五分

上除巴豆霜别研外，同为极细末，炼蜜为丸，如梧桐子大。每服十丸，温水送下，食远。虚实加减。

木香人参生姜枳术丸

开胃，进饮食。

干生姜二钱五分　木香三钱　人参三钱五分　陈皮四钱　枳实一两，炒　白术一两五钱

上为细末，荷叶裹，烧饭为丸，如梧桐子大。每服三五十丸，温水下，食前。

木香干姜枳术丸

破除寒滞气，消寒饮食。

木香三钱　干姜五钱，炮　枳实一两，炒　白术一两五钱

上为细末，荷叶裹，烧饭为丸，如梧桐子大。每服三五十丸，温水送下，食前。

---

① 脐：原作“肤”，据文义改。

扶脾丸

治脾胃虚寒，腹中痛，溏泻无度，饮食不化。

干生姜　肉桂各五分　干姜　藿香　红豆各一钱　白术　茯苓　橘皮　乌梅肉　诃子皮　炙甘草　半夏各二钱　神曲炒　大麦蘖炒，各四钱

上为细末，荷叶烧饭为丸，如梧桐子大。每服五十丸，白汤送下，食前。

和中丸

补胃进食。

人参　干生姜　陈皮各一钱　干木瓜二钱　炙甘草三钱

上为细末，汤浸蒸饼为丸，如梧桐子大。每服五十丸，白汤送下，食前。

槟榔丸

破滞气，消饮食。

炙甘草一钱　木香　人参　槟榔各二钱　陈皮五钱

上为细末，汤浸蒸饼为丸，如梧桐子

大。每服五十丸，白汤下，食前。

消积滞集香丸

治伤生冷硬物不消。

京三棱　广茂　青皮　陈皮　丁香皮　益智　川楝子　茴香各一两　巴豆和皮，米炒焦，五钱

上为细末，醋糊为丸，如绿豆大。每服五七丸，温水、生姜汤送下，食前服。

黄芪汤

补胃除湿，和血益血，滋养元气。

木香气通去之　藿香叶各一钱　当归酒洗　陈皮各二钱　人参　泽泻各五钱　黄芪一两

上㕮咀，每服五钱，水二大盏，煎至一盏，如欲汗，加生姜煎，食远，热服之。

黄芪当归汤

治热上攻头目，沿身胸背发热。

当归身一钱，酒洗　黄芪五钱

上㕮咀，作一服，水二大盏，煎至一盏，食前热服。

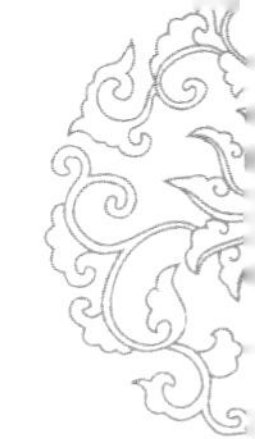

参术汤

治脾胃虚弱，元气不足，四肢沉重，食后昏闷。

黄柏酒浸　当归各二分　柴胡　升麻各三分　人参　陈皮　青皮各五分　神曲末七分　炙甘草　苍术各一钱　黄芪二钱

上㕮咀，都作一服，水二大盏，煎至一盏，食远服。

益智和中丸季秋合。

木香　黄连　生地黄各二分　黄芪　人参　麦门冬　神曲末　当归身　干生姜　陈皮　姜黄各五分　缩砂仁七分　桂花一钱　桂枝一钱五分　益智仁二钱二分　炙甘草二钱五分　麦蘖面三钱　草豆蔻仁四钱

上为细末，汤浸蒸饼为丸，如梧桐子大。每服五十丸，白汤下，细嚼亦当。

益胃散

治因服寒药过多，以致脾胃虚损，胃脘疼痛。

人参　甘草　缩砂仁　厚朴各二钱

白豆蔻　姜黄　干生姜　泽泻各三钱　益智仁六钱　黄芪　陈皮各七钱

上为粗末，每服三钱，水二盏，生姜五片，煎至一盏，去柤，食前温服。

脾胃虚损论

易水张先生，常戒不可峻利，食药下咽，未至药丸施化，其标皮之力始开，便言快也，所伤之物已去。若更待一两时辰许，药尽化开，其药峻利，必有情性。病去之后，脾胃既损，是真气、元气败坏，促人之寿。当时设下一药：枳实一两，麸炒黄色为度，白术二两。只此二味，荷叶裹，烧饭为丸。以白术甘温，甘温补脾胃之元气，其苦味除胃中之湿热，利腰脐间血，故先补脾胃之弱，过于枳实克化之药一倍。枳实味苦寒，泄心下之痞闷，消化胃中所伤，此一药下胃，其所伤不能即去，须待一两时辰许，食则消化。是先补其虚，而后化其所伤，则不峻利矣。当是之时，未悟用荷叶烧饭为丸之理，老年味之始得，可谓奇矣。荷叶之物，中央空，象震卦之体，震者动也，人感之生。足少阳甲胆者，风也，生化万物之根蒂也。《内经》云：履端于始，序则不愆。人之饮食入胃，营气上行，即少阳甲胆之气也。其手少阳三焦经，人之元气也，手足经同法，便是少阳元气生发也。胃气、谷气、元气、甲胆上升之气，一也，异名虽多，止是胃气上升者也。荷叶之体，生于水土之下，出于污秽之中，非污所染，挺然独立，其色青，形乃空，青而象风木者也，食药感此气之化，胃气何由不上升乎？其主意用此一味为引用，可谓远识深虑，合于道者也。更以烧饭和药，与白术协力，滋养谷气而补令胃厚，再不至内伤，其利广矣、大矣。若内伤脾胃，辛热之物，酒肉之类，自觉不快。觅药于医，医者亦不问所伤，付之集香丸、小丁香丸、巴豆大热药之类下之，大便下则物去，遗留食之热性、药之热性，重伤元气，则七神不炽。《经》云：热伤气，正谓此也。其人必无气以动而热困，四肢不举，传变诸疾不可胜数，使人真气自此衰矣。若伤生冷硬物，世医或用大黄、牵牛二味大寒药投之，随药下所伤去矣，遗留食之寒性、药之寒性，重泻其阳，阳去则皮肤、筋肉、血脉无所依倚，便为虚损之证。论言及此，令人寒心。夫辛辣薄味之药，无故不可乱服，非止牵牛而已。《至真要大论》云：五味入口，各先逐其所喜攻。攻者，克伐泻也。辛味下咽，先攻泻肺之五气。气者，真气、元气也。其牵牛之辛辣猛烈，伤人尤甚。饮食所伤肠胃邪，当以苦泄其肠胃可也。肺与元气，何罪之有？用牵牛大罪有五，此其一也。况胃主血所生病，为物所伤，物者，有形之物也，皆是血病泻其气，其罪二也。且饮食伤之于中焦，止合克化消导其食，重泻上焦肺中已虚之气，其罪三也。食伤肠胃，当塞因塞用，又曰寒因寒用[1]，枳实、大黄苦寒之物以泄有形是也，反以辛辣牵牛散泻真气，大禁四也。殊不知《针经》有云：外来客邪，风寒伤人五脏，若误泻胃气必死，误补亦死。其死也，无气以动，故静。若内伤肠胃，而反泻五脏必死，误补亦死。其死也，阴气有余，故躁。今内伤肠胃，是谓六腑不足之病，反泻上焦虚无肺气。肺者，五脏之一数也，虽不即死，若更旬日之间，必暗损人寿数。谓如人寿应百岁，为牵牛之类朝损暮损，其元气消耗，不得终其天年，但人不觉耳，将为天年已尽，此乃暗里折人寿数，大禁五也。故特著此论并方，庶令四海闻而行之，不至夭横耳。此老夫之用心也。胃气不可不养，复明养胃之理。《内经》云：安谷者昌，绝谷者亡。水去则荣散，谷消则卫亡，荣散卫亡，神无所依。仲景云：水入于经，其血乃成，谷入于胃，脉

① 寒因寒用：原作"塞因塞用"，涉上致误，据文义改。

道乃行。故血不可不养，胃不可不温，血养胃温，荣卫将行，常有天命。谷者，身之大柄也。《书》与《周礼》皆云：金木水火土谷，惟修以奉养五脏者也。内伤饮食，固非细事，苟妄服食药，而轻生损命，其可乎哉！《黄帝针经》有说：胃恶热而喜清冷，大肠恶清冷而喜热，两者不和，何以调之？岐伯曰：调此者，食饮、衣服亦欲适寒温，寒无凄怆，暑无出汗。饮食热无灼灼，寒无凄凄[1]。寒温中适，故气将持，乃不致邪僻也。是必有因用，岂可用俱寒俱热之药，仓卒致损，与以刃杀人者何异？《内经》说：内伤者，其气口脉反大于人迎一倍、二倍、三倍，分经用药。又曰：上部有脉，下部无脉，其人当吐，不吐者死。如但食不纳，恶心欲吐者，不问一倍、二倍，不当正与瓜蒂散吐之，但以指或以物探去之。若所伤之物去不尽者，更诊其脉，问其所伤，以食药去之。以应塞因塞用，又

① 凄凄：《灵枢·师传》作“沧沧”。

谓之寒因寒用，泄而下降，乃应太阴之用。其中更加升发之药，令其元气上升，塞因通用，因曲而为直。何为曲？内伤胃气是也。何为直？因而升发胃气是也。因其饮食之内伤，而使生气增益，胃气完复，此乃因曲而为之直也。若分经用药，其所伤之物，寒热温凉，生硬柔软，所伤不一，难立定一法，只随所伤之物不同，各立治法，临时加减用之。其用药又当问病人从来，禀气盛衰，所伤寒物热物。是喜食而食之耶，不可服破气药；若乘饥因而伤之耶，当益胃气；或为人所勉劝强食之，宜损血而益气也。诊其脉候伤在何脏，可与对病之药，岂可妄泻天真元气，以轻丧身宝乎！且如先食热物而不伤，继之以寒物，因后食致前食亦不消化而伤者，当问热食、寒食孰多孰少，斟酌与药，无不当矣。喻如伤热物二分，寒物一分，则当用寒药二分，热药一分，相合而与之，则荣卫之气，必得周流。更有或先饮酒而后伤寒冷之食，及伤热食、冷水与冰，如此不等，皆当验其节次所伤之物，酌量寒热之剂分数，各各对证与之，无不取效。自忖所定药方，未敢便谓能尽药性之理，姑用指迷辩惑耳。

三黄枳术丸

治伤肉湿面、辛辣味厚之物，填塞闷乱不快。

枳实麸炒，五钱　黄连去须，酒洗　大黄湿纸裹，煨　神曲炒　橘皮　白术各一两　黄芩二两

上为极细末，汤浸蒸饼为丸，如绿豆一倍大。每服五十丸，白汤下。临时量所伤多少，加减服之。

巴豆三棱丸一名木香见现丸

治伤生冷硬物，心腹满闷疼痛。

巴豆霜五分　木香二钱　升麻　柴胡各三钱　草豆蔻面裹煨熟，用仁　香附子炒，各五钱　神曲炒黄色　石三棱去皮，煨　京三棱煨，各一两

上为细末，汤浸蒸饼为丸，如绿豆一

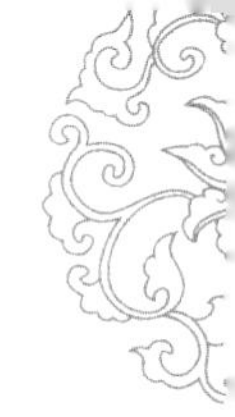

倍大。每服一二十丸,温白汤下。量所伤多少,加减服之。

白术丸

治伤豆粉、湿面、油腻之物。

白矾枯,三钱　黄芩五钱　橘皮七钱　神曲炒黄色　半夏汤洗七次　白术各一两　枳实麸炒黄色,一两一钱

上为极细末,汤浸蒸饼为丸,如绿豆大。每服三五十丸,白汤下。素食多用干姜,故加黄芩以泻之。

草豆蔻丸

治秋冬伤寒冷物,胃脘当心而痛,上支两胁,咽膈不通。

炒盐五分　干生姜　青皮　橘皮各二钱　麦蘖面炒黄色　生黄芩冬月不用　半夏汤洗七次　神曲炒,各五钱　草豆蔻面裹煨,去皮,取仁　白术各一两　枳实麸炒,二两

上为极细末,汤浸蒸饼为丸,如绿豆大。每服五十丸,白汤下。

中满腹胀门

中满腹胀论

《六元政纪大论》云：太阴所至为中满，太阴所至为蓄满。诸湿肿满，皆属脾土。论云：脾乃阴中之太阴，同湿土之化，脾湿有余，腹满，食不化。天为阳为热，主运化也；地为阴为湿，主长养也。无阳则阴不能生化，故云脏寒生满病。《调经篇》云：因饮食劳倦，损伤脾胃，始受热中，末传寒中，皆由脾胃之气虚弱，不能运化精微而制水谷，聚而不散，而成胀满。《经》云：腹满䐜胀，支膈胠胁，下厥上冒，过在太阴阳明，乃寒湿郁遏也。《脉经》所谓胃中寒则胀满者是也《针经》三卷杂病第八。腹满大便不利，上走胸嗌，喘息喝喝然，取足少阴。又云：胀取三阳。三阳者，足太阳寒水为胀。与《通评虚实论》说"腹暴满，按之不下，取太阳经络，胃之募也”正同。取者，泻也，《经》云“中满者，泻之于内”者是也。宜以辛热散之，以苦泻之，淡渗利之，使上下分消其湿。正如开鬼门、洁净府、温衣、缪刺其处，是先泻其血络，后调其真经，气血平，阳布神清，此治之正也。或曰：诸腹胀大，皆属于热者，何也？此乃病机总辞。假令外伤风寒有余之邪，自表传里，寒变为热，而作胃实腹满，仲景以大承气汤治之。亦有膏梁之人，湿热郁于内而成胀满者，此热胀之谓也。大抵寒胀多而热胀少，治之者宜详辨之。

诸腹胀大皆属于热论

诸腹胀大，皆属于热。此乃八益之邪，有余之证，自天外而入，是感风寒之邪传里，寒变为热，作胃实。日晡潮热，大渴引饮，谵语，是太阳阳明并大实大满者，大承气下之。少阳阳明微满实者，小承气下之。泄之则胀已，此之谓也。假令痎疟为胀满，亦有寒胀、热胀。是天之邪气，伤暑而得之，不即时发，至秋，暑气衰绝，而疟病作矣，知其寒也。《局方》用交解饮子者是也。内虚不足，寒湿令人中满，及五脏六腑俱有胀满，更以脉家寒热多少较之。胃中寒则胀满，浊气在上则生䐜胀，胀取三阳。三阳者，足太阳膀胱寒水为胀，腹暴满，按之不下，取太阳经络者，胃之募也正同。腹满䐜胀，支膈胠胁，下厥上冒，过在太阴阳明，胃中寒湿郁遏也。太阴䐜胀，复不利，不欲食，食则呕，不得卧。按所说寒胀之多如此。中满治法，当开鬼门，洁净府。开鬼门者，谓发汗也；洁净府者，利小便也。中满者，泻之于内，谓脾胃有病，当令上下分消其湿，下焦如渎，气血自然分化，不待泄滓秽。如或大实大满，大小便不利，从权以寒热药下之；或伤酒湿面及味厚之物，膏粱之人；或食已便卧，使湿热之气不得施化，致令腹胀满，此胀亦是热胀。治热胀，分消丸主之。

如或多食寒凉，及脾胃久虚之人，胃

中寒则胀满，或脏寒生满病，以治寒胀，中满分消汤主之。

中满分消丸

治中满热胀、鼓胀、气胀、水胀，此非寒胀类。

白术　人参　炙甘草　猪苓去黑皮　姜黄各一钱　白茯苓去皮　干生姜　砂仁各二钱　泽泻　橘皮各三钱　知母炒，四钱　黄芩去腐，炒，夏用一两二钱　黄连净炒　半夏汤洗七次　枳实炒，各五钱　厚朴姜制，一两

上除茯苓、泽泻、生姜外，共为极细末，入上三味和匀，汤浸蒸饼为丸，如梧桐子大。每服一百丸，焙热，白汤下，食远服。量病人大小加减。

中满分消汤

治中满寒胀、寒疝，大小便不通，阴躁，足不收，四肢厥逆，食入反出，下虚中满，腹中寒，心下痞，下焦躁寒沉厥，奔豚不收。

川乌　泽泻　黄连　人参　青皮

当归　生姜　麻黄　柴胡　干姜　荜澄茄各二分　益智仁　半夏　茯苓　木香　升麻各三分　黄芪　吴茱萸　厚朴　草豆蔻仁　黄柏各五分

上锉如麻豆大，都作一服，水二大盏，煎至一盏，食前热服。忌房室、酒、湿面、生冷及油腻等物。

广茂溃坚汤

治中满腹胀，内有积聚，坚硬如石，其形如盘，令人不能坐卧，大小便涩滞，上喘气促，面色痿黄，通身虚肿。

广茂　红花　吴茱萸　升麻各二分　半夏七分　柴胡　泽泻　神曲　青皮　陈皮各三分　厚朴生用　黄芩　黄连　益智仁　草豆蔻仁五分①　生甘草三分　当归梢五分

如渴，加葛根四分。

上锉如麻豆大，水二大盏，煎至一盏，稍热服，食远。忌酒、醋、湿面。服二服之后，中满减半，止有积不消，再服后药。

① 五分：此前疑脱“各”字。

半夏厚朴汤

红花　苏木各半分　吴茱萸　干生姜　黄连各一分　木香　青皮各二分　肉桂　苍术　白茯苓　泽泻　柴胡　生甘草　生黄芩　草豆蔻仁　陈皮各三分　京三棱　猪苓　当归梢　升麻各四分　神曲六分　厚朴八分　半夏一钱　桃仁七个　昆布少许

如渴，加葛根三分。

上㕮咀，作一服，水三盏，煎至一盏，去柤，稍热服。此药二服之后，前证又减一半，却于前药中加减服之。

破滞气汤一名木香化滞散

破滞气，治心腹满闷。

炙甘草四分　白檀　藿香　陈皮　大腹子　白豆蔻仁　白茯苓　桔梗各五分　砂仁　人参　青皮　槟榔　木香　姜黄　白术各二钱

上㕮咀，每服三钱，水二盏，煎至一盏，去柤，温服，不拘时。

草豆蔻汤

治腹中虚胀。

泽泻一分　木香三分　半夏制，四分　枳实　草豆蔻仁　黄芪春夏去之　益智　甘草各五分　青皮　陈皮各六分　茯苓　当归各七分　神曲四分

上为粗末，都作一服，水二大盏，生姜三片，煎至一盏，去柤温服。冬月加黄芪五七分，春夏止服正药，食远。

心腹痞闷[1]门

消痞丸

治心下痞闷，一切所伤，及积年不愈者。

干生姜　神曲炒　炙甘草各二分[2]　猪苓二钱五分　泽泻　厚朴　砂仁各三钱　半夏汤洗七次　陈皮　人参各四钱　枳实五钱，炒　黄连净，炒　黄芩各六钱　姜黄　白术各一两

上为细末，汤浸蒸饼为丸，如梧桐子

① 闷：目录无此字。

② 二分：《东垣十书》本作"二钱"。

大。每服五七十丸至百丸，白汤送下，食远服。

失笑丸一名枳实消痞丸

治右关脉弦，心下虚痞，恶食懒倦。开胃，进饮食。

干生姜一钱　炙甘草　麦蘖面　白茯苓　白术各二钱　半夏曲　人参各三钱　厚朴四钱，炙　枳实　黄连各五钱

上为细末，汤浸蒸饼为丸，梧桐子大。每服五七十丸，白汤下，食远服。

黄连消痞丸

治心下痞满，壅滞不散，烦热，喘促不安。

泽泻　姜黄各一钱　干生姜二钱　茯苓　炙甘草　白术各三钱　陈皮　猪苓各五钱　枳实七钱，炒　半夏九钱　黄连一两　黄芩二两，炒

上为细末，汤浸蒸饼[1]为丸，如梧桐

[1] 蒸饼：原作"蒸饼"，即"蒸饼"，古代一种类似黏糕的食品。因文中二者互用，今以"蒸饼"律之，下同。

子。每服五十丸,温汤下,食远。

消痞汤一名木香化滞汤

治因忧气郁结中脘,腹皮里微痛,心下痞满,不思饮食。

枳实炒　当归梢各二分　陈皮　生姜　木香各三分[①]　柴胡四分[②]　炙甘草各[③]五分　红花少许　草豆蔻五分　半夏一钱

上为粗末,作一服,水二盏,生姜三片,煎至一盏,食远服。忌酒、湿面。

葶苈丸一名人参顺气饮子

治心下痞,胸中不利。

半夏洗　厚朴炙　石膏　青皮各五分　当归身七分　白豆蔻仁　缩砂　茵陈酒制　干葛各一钱　炙甘草　羌活　黄芩一半酒洗,一半炒　苦葶苈酒洗,炒　人参　柴胡　独活各三钱

上为细末,汤浸蒸饼和匀,筛子内擦如米大。每服二钱,临卧用一口汤下。

---

① 三分:《东垣十书》本作"三钱"。

② 四分:《东垣十书》本作"四钱"。

③ 各:原脱,据集成本补。

胃脘痛门

草豆蔻丸

治脾胃虚弱，而心火乘之，不能滋荣上焦元气，遇冬肾与膀胱寒水旺时，子能令母实，以致肺金大肠相辅而来克心、乘脾胃，此大复仇也。《经》云：大胜必大复，理之常也。故皮毛血脉分肉之间，元气已绝于外，又大寒、大燥二气并乘之，则苦恶风寒，耳鸣及腰背相引而痛，鼻息不通，不闻香臭，额寒脑痛，大恶风寒，目时眩，不欲开。腹中为寒水反乘，痰唾沃沫，食则反出，腹中常痛，心胃作痛，胁下缩急，有时而痛，腹不能努，大便多泻而少秘，下气不绝，或腹中鸣，此脾胃虚之至极也。胸中气乱，心烦不安，而为霍乱之渐，咽膈不通，极则噎塞有声，喘喝闭塞，或于日阳处，或于暖室中少缓，口吸风寒之气则复作，四肢厥逆，身体沉重，不能转侧，头不可以回顾，小便溲而时躁，此药主之。秋冬寒凉大复气之药也。

神曲末　柴胡详胁下痛多少用之　姜黄各四分　当归身　青皮各六分　黄芪　人参　益智仁　吴茱萸汤洗，焙干　陈皮　白僵蚕各八分　泽泻小便数减半　半夏各一钱，洗　甘草生六分，熟六分　麦蘖面一钱五分，炒　草豆蔻仁面裹烧熟为度，一钱四分　桃仁七个，汤浸，去皮尖

上除桃仁别研如泥，余为细末，同研匀，汤浸蒸饼为丸，如梧桐子大。每服五七十丸，白汤下，食远服。

神圣复气汤

治复气乘冬足太阳寒水、足少阴肾水之旺，子能令母实，手太阴肺实，反来克土，火木受邪。腰背胸膈闭塞疼痛，善嚏，口中涎，目中泣，鼻中流浊涕不止，或如息肉，不闻香臭，咳嗽痰沫。上热如火，下寒如冰，头作阵痛，目中溜火，视物䀮䀮，耳聋耳鸣，头并口鼻大恶风寒，喜日晴暖，夜卧不安，常觉痰塞，咽膈不通，口不知味，两胁缩急而痛，牙齿动摇，不能嚼物，脐腹之间及尻臀足膝不时寒冷，前阴冷而多

汗，行步欹侧，起居艰难，麻木风痹，小便数，气短喘喝，少气不足以息，遗失无度，及妇人白带，阴户中大痛牵心，面色黧黑，男子控睾，痛牵心腹，或面色如赭，食少，大小便不调，烦心霍乱，逆气里急，腹不能努，或肠鸣，膝下筋急，肩脾[1]大痛，此皆寒水来复火土之仇也。

干姜炮　黑附子炮，各三分　防风　人参　郁李仁另研，各五分　半夏汤洗，研　升麻各七分　藁本　甘草各八分　当归身六分，酒洗　柴胡　羌活各一钱　白葵花五朵，去心，剪碎

上件都作一服，水五大盏，煎至二盏，入黄芪一钱、橘红五分、草豆蔻仁一钱，面裹煨熟去皮一钱，同煎至一盏。再入下项药：黄柏三分，酒浸；黄连三分，酒浸；枳壳三分；生地黄三分，酒洗。此四味预一日，另用新水浸，又以华细辛二分、川芎细末三分、蔓荆子三分，作一处浸此三味并黄柏等。煎正药作一大盏，不去柤，入此所

① 脾：疑当作“胛”或“髀”。

浸之药，再上火同煎至一大盏，去柤热服，空心。又能治啮颊、啮唇舌、舌根强硬等证如神。忌肉汤，宜食肉，不助经络中火邪也。大抵肾元与膀胱经中有寒气不足者，并宜服之。于月生月满时食，隔三五日一服。如病急，不拘时候。

麻黄豆蔻丸

治客寒犯胃，心胃大痛不可忍。

木香　青皮　红花　厚朴各二分　苏木三分　荜澄茄四分　升麻　半夏汤洗　麦蘖面　缩砂仁　黄芪　白术　陈皮去白　柴胡　炙甘草　吴茱萸　当归身各五分　益智仁八分　神曲末二钱，炒　麻黄不去节，三钱　草豆蔻仁五钱

上为细末，汤浸蒸饼为丸，如梧桐子大。每服五十丸，白汤下。或细嚼，汤下亦可。

酒伤[①]病论

论酒大热有毒，气味俱阳，乃无形之

---

① 伤：目录作“客”。

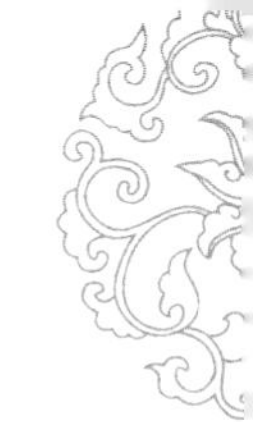

物也。若伤之，则止当发散，汗出则愈矣，此最妙法也。其次莫如利小便。二者乃上下分消其湿，何酒病之有？今之酒病者，往往服酒癥丸，大热之药下之，又有牵牛、大黄下之，是无形元气受病，反下有形阴血，乖误甚矣。酒性大热，已伤元气，而复重泻之，况亦损肾水真阴，及有形阴血俱为不足，如此则阴血愈虚，真水愈弱，阳毒之热大旺，反增其阴火，是谓元气消亡，十神何依？折人长命，虽不即死，而虚损之病成矣。《金匮要略》云：酒疸下之，久久为黑疸，慎不可犯此戒。不若令上下分消其湿，当以葛花解酲汤主之。

葛花解酲汤

木香五分　人参去芦　猪苓去黑皮　白茯苓　橘皮各一钱五分　白术　干生姜　神曲炒　泽泻各二钱　莲花青皮三钱　缩砂仁　白豆蔻仁　葛花各五钱

上为极细末，和匀。每服三钱匕，白汤调下。但得微汗，酒病去矣。

此盖不得已而用，岂可恃赖日日饮酒？此药气味辛辣，偶因酒病服之，则不损元气，何者？敌酒病故也。若频服之，损人天命。

枳术丸

治痞，消食强胃。

枳实麸炒黄色，一两　白术二两

上为极细末，荷叶裹，烧饭为丸，如绿豆一倍大。每服五十丸，白汤下，不拘时候。量所伤多少，加减服之。

半夏枳术丸

治因冷物内伤。

半夏汤洗七次，一两　枳实麸炒黄色　白术各二两

上三味为极细末，荷叶裹，烧炊饭为丸，如绿豆一倍大。每服五十丸，白汤下。量所伤加减服之。

橘皮枳术丸

治元气虚弱，饮食不消，或脏腑不调，心下痞闷。

橘皮　枳实麸炒黄色，各一两　白术二两

上为极细末，荷叶裹，烧饭为丸，如绿豆一倍大。每服五十丸，白汤下。量所伤加减服之。

除湿益气丸

治伤湿面，心腹满闷，肢体沉重。

红花三分　萝卜子炒熟，五钱　枳实麸炒黄色　黄芩生用　神曲炒黄色　白术各一两

上同为细末，荷叶裹，烧饭为丸，如绿豆一倍大。每服五十丸，白汤下。量所伤加减服之。

除湿散

治伤马奶子并牛羊酪水，一切冷物。

甘草炙　红花各二钱　半夏汤洗七次，三钱　茯苓七钱　干生姜三钱　车前子　泽泻各五钱　神曲炒黄，一两

上为极细末，每服三钱匕，白汤调下，食前。

升麻黄连丸

治多食肉，口臭，不欲闻其秽恶气，使

左右不得近。

白檀二钱　生甘草三钱　生姜取自然汁　升麻五钱　莲花青皮五钱　黄连去须，一两　黄芩去腐，酒洗，二两

上为极细末，汤浸蒸饼为丸，如弹子大。每服一丸，细嚼，白汤下，食后。

上二黄丸

治伤热食，痞闷，兀兀欲吐，烦乱不安。

甘草二钱　升麻　柴胡各三钱　黄连酒洗，一两　黄芩二两

一方加枳实五钱。

上为细末，汤浸蒸饼为丸，如绿豆大。每服五十丸，白汤下，食远。

治伤冷饮者，以五苓散，每服二钱、三钱匕，加生姜煎服之。

治伤食兼伤冷饮者，煎五苓散送半夏枳术丸。

治伤冷饮不恶寒者，腹中亦不觉寒，惟觉闷，身重，食不化者，或小便不利，煎

去桂五苓散，依前斟酌服之。

瓜蒂散

上部有脉，下部无脉，其人当吐，不吐者死。何谓下部无脉？此谓木郁也。饮食过饱，填塞胸中。胸中者，太阴之分野，《经》曰：气口反大于人迎三倍，食伤太阴，故曰木郁则达之，吐者是也。

瓜蒂　赤小豆各等分

上二味为极细末，每服二钱匕，温浆水调下，取吐为度。

若不至两手尺脉绝无，不宜便用此药，恐损元气，令人胃气不复。若止是胸中窒塞，闷乱不通，以指探去之；如不得吐者，以物探去之，得吐则已；如食不去，用此药吐之。解云：盛食填塞于胸中，为之窒塞，两寸脉当主事，两尺脉不见，其理安在？胸中有食，故以吐出之。食者，物也。物者，坤土也，是足太阴之号也。胸中者，肺也，为物所填。肺者，手太阴金也，金主杀伐也，与坤土俱在于上，而旺于天，金能克木，故肝木生发之气伏于地下，非木郁而何？吐去上焦阴土之物，木得舒畅则郁结去矣。食塞于上，脉绝于下，若不明天地之道，无由达此至理。水火者，阴阳之征兆，天地之别名也。故曰：独阳不生，独阴不长。天之用在于地下，则万物生长矣；地之用在于天上，则万物收藏矣。此乃天地交而万物通也，此天地相根之道。故阳火之根本于地下，阴水之源本于天上。故曰：水出高源。故人五脏主有形之物，物者，阴也，阴者，水也。右三部脉主之，偏见于寸口，食塞其上[①]，是绝五脏之源，源绝则水不下流，两尺竭绝，此其理也，何疑之有？假令所伤前后不同，以分为率，伤热物二分，伤生冷硬物一分，用寒药三黄丸二停，热药巴豆三棱丸一停，合而服之。如热物伤少而寒物伤多，则寒药少而热药多也。假令夏月大热之时，伤生冷硬物，当用热药巴豆三棱丸治之，须加

① 上：原作“二”，据文义改。

三黄丸，谓天时不可伐，故加寒药以顺时令。若热物只用三黄丸何谓？此三黄丸，时药也。假令冬天大寒之时，伤羊肉湿面等热物，当用三黄丸治之，须加热药少许，草豆蔻丸之类是也，为引用，又为时药。《经》云"必先岁气，无伐天和"，此之谓也。余皆仿此。

消渴门

消渴论

《阴阳别论》云：二阳结谓之消。《脉要精微论》云：瘅成为消中。夫二阳者，阳明也。手阳明大肠主津，病消则目黄口干，是津不足也。足阳明胃主血，热则消谷善饥，血中伏火，乃血不足也。结者，津液不足，结而不润，皆燥热为病也。此因数食甘美而多肥，故其气上溢，转为消渴，治之以兰，除陈气也。不可服膏粱、芳草、石药，其气慓悍，能助燥热也。越人云：邪在六腑则阳脉不和，阳脉不和则气留之，气留之则阳脉盛矣，阳脉大盛则阴气不得荣也，故皮肤肌肉消削是也。《经》云：凡治消瘅、仆击、偏枯、痿厥、气满发逆，肥贵人则膏粱之疾也。岐伯曰：脉实病久可治，脉弦小病久不可治。后分为三消。高消者，舌上赤裂，大渴引饮，《逆调论》云"心移热于肺，传为膈消"者是也，以白虎加人参汤治之。中消者，善食而瘦，自汗，大便硬，小便数，叔和云"口干饶饮水，多食亦饥，虚瘅成消中"者是也，以调胃承气、三黄丸治之。下消者，烦躁引饮，耳轮焦干，小便如膏，叔和云焦烦水易亏，此肾消也，以六味地黄丸治之。《总录》所谓末传能食者，必发脑疽背疮；不能食者，必传中满鼓胀，皆谓不治之证。洁古老人分而治之，能食而渴者，白虎加人参汤；不能食而渴者，钱氏方白术散倍加葛根治之。上中既平，不复传下消矣，前人用药，厥有旨哉！或曰：末传疮疽者何也？此火邪胜也，其疮痛甚而不溃，或赤水者是也。《经》云：有形而不痛，阳之类也，急攻其阳，无攻其阴，治在下焦，元气得强者生，失强者死。末传中满者何也？以寒治热，虽方士不能废其绳墨而更其道也。然脏腑有远近，心肺位近，宜制小其服；肾肝位远，宜制大其服，皆适其至所为故。如过与不及，皆诛罚无过之地也。如高消、中消，制之太急，速过病所，久而成中满之病，正谓上热未除，中寒复生者也。非药之罪，失其缓急之制也。处方之制，宜加意焉。

和血益气汤

治口干、舌干，小便数，舌上赤脉。此药生津液，除干燥，生肌肉。

柴胡　炙甘草　生甘草此味治口干、舌干也　麻黄根[1]各三分　酒当归梢四分　酒知母　酒汉防己　羌活各五分　酒生地黄七分　升麻一钱　杏仁　桃仁各六个　红花少许

[1] 麻黄根：《济生拔萃》本作“麻黄”。

酒黄连八分，治舌上赤脉也　石膏六分，治小便赤色[①]　酒黄柏

上㕮咀，都作一服，水二大盏，煎至一盏，去租温服。忌热湿面、酒醋等物[②]。

当归润燥汤

治消渴，大便闭涩，干燥结硬，兼喜温饮，阴头退缩，舌燥口干，眼涩难开，及于黑处见浮云。

细辛一分　生甘草　炙甘草各三分　柴胡七分　熟地黄三分　黄柏　知母　石膏　桃仁泥子　当归身　麻子仁　防风　荆芥穗各一钱　升麻一钱五分　红花少许　杏仁六个　小椒三个

上㕮咀，都作一服，水二大盏，煎至一盏，去租热服，食远。忌辛热物。

生津甘露汤一名清凉饮子

治消中能食而瘦，口舌干，自汗，大便结燥，小便频数。

① 赤色：《济生拔萃》本作“数也”。

② 忌……等物：《济生拔萃》本作“食后忌房事”。

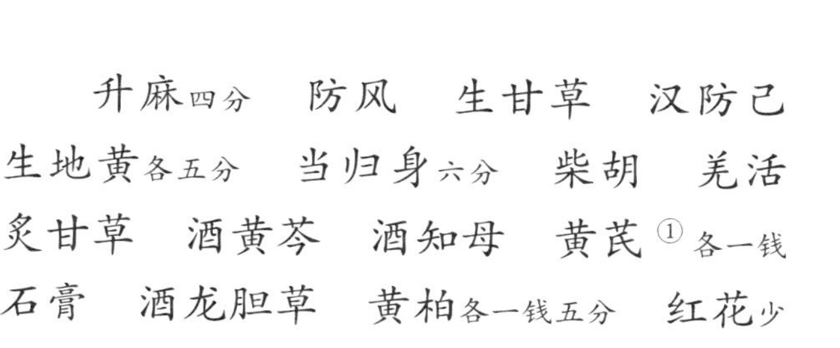

升麻四分　防风　生甘草　汉防己　生地黄各五分　当归身六分　柴胡　羌活　炙甘草　酒黄芩　酒知母　黄芪[1]各一钱　石膏　酒龙胆草　黄柏各一钱五分　红花少许　桃仁五个　杏仁十个

上㕮咀，都作一服，水二盏，酒一匙，煎至一盏，稍热服，食远。

辛润缓肌汤一名清神补气汤

前消渴证才愈，止有口干，腹不能努，此药主之。

生地黄　细辛各一分　熟地黄三分　石膏四分　黄柏酒制　黄连酒制　生甘草　知母各五分　柴胡七分　当归身　荆芥穗　桃仁　防风[2]各一钱　升麻一钱五分　红花少许　杏仁六个　小椒二个

上㕮咀，都作一服，水二大盏，煎至一盏，食远，稍热服之。

---

① 黄芪：原作"黄芩"，据集成本改。

② 防风：《东垣十书》本作"防己"。

甘草石膏汤

渴病久愈，又添舌白滑微肿，咽喉咽津觉痛，嗌肿，时时有渴，喜冷饮，口中白沫如胶。

生地黄　细辛各一分　熟地黄　黄连各三分　甘草五分　石膏六分　柴胡七分　黄柏　知母　当归身　桃仁炒，去皮尖　荆芥穗　防风各一钱　升麻一钱五分　红花少许　杏仁六个　小椒二个

上如麻豆大，都作一服，水二盏，煎至一盏，食后温服。

甘露膏一名兰香饮子

治消渴，饮水极甚，善食而瘦，自汗，大便结燥，小便频数。

半夏二分，汤洗　熟甘草　白豆蔻仁　人参　兰香　升麻　连翘　桔梗各五分　生甘草　防风各一钱　酒知母一钱五分　石膏三钱

上为极细末，汤浸蒸饼和匀成剂，捻作薄片子，日中晒半干，擦碎如米大。每

服二钱，淡生姜汤送下，食后。

生津甘露饮子

治消渴，上下齿皆麻，舌根强硬肿痛，食不能下，时有腹胀，或泻黄如糜，名曰飧泄。浑身色黄，目睛黄甚，四肢痿弱，前阴如冰，尻臀腰背寒，面生黧色，胁下急痛，善嚏，喜怒，健忘。

藿香二分　柴胡　黄连　木香各三分　白葵花　麦门冬　当归身　兰香各五分　荜澄茄　生甘草　山栀子　白豆蔻仁　白芷　连翘　姜黄各一钱　石膏一钱二分　全蝎二个，去毒　炙甘草　酒知母　升麻　人参各二钱　桔梗三钱　杏仁去皮　酒黄柏各一钱五分

上为细末，汤浸蒸饼和匀成剂，捻作片子，日中晒半干，擦碎如黄米大。每服二钱，津唾下，或白汤送下，食远服。

眼耳鼻门

诸脉者皆属于目论

《阴阳应象论》云[1]：诸脉者皆属于目，目得血而能视，五脏六腑精气，皆上注于目而为之精。精之窠为眼，骨之精为瞳子，筋之精为黑眼，血之精为络，其窠气之精为白眼，肌肉之精则为约束，裹撷筋骨血气之精而与脉并为系，上属于脑，后出于项中。故邪中于项，因逢其身之虚，其入深则即随眼系入于脑，则脑转，脑转则引目系急，目系急则目眩以转矣。邪中其精，其精所中不相比也则精散，精散则视岐，故见两物。目者，五脏六腑之精，荣卫魂魄之所常营也，神气之所主也，故神劳则魂魄散，志意乱。是故瞳子黑眼发于阴，白眼赤脉发于阳，故阴阳合传而为精明也。目者，心之使也。心者，神之舍也。

① 云：按此下内容见《素问·五脏生成》。

故神精乱而不转，卒然见非常之处，精神魂魄散不相得，故曰惑也。夫十二经脉，三百六十五络，其血气皆上走于面而走空窍，其清阳气上散于目而为精，其气走于耳而为听。因心事烦冗，饮食失节，劳役过度，致脾胃虚弱，心火大盛，则百脉沸腾，血脉逆行，邪害空窍，天明则日月不明矣。夫五脏六腑之精气，皆禀受于脾，上贯于目。脾者，诸阴之首也；目者，血脉之宗也。故脾虚则五脏之精气皆失所司，不能归明于目矣。心者，君火也，主人之神，宜静而安，相火代[①]行其令。相火者，包络也，主百脉，皆荣于目。既劳役运动，势乃妄行，又因邪气所并而损血脉，故诸病生焉。凡医者不理脾胃，及养血安神，治标不治本，是不明正理也。

内障眼论

凡心包络之脉，出于心中，以代心君之行事也，与少阳为表里。瞳子散大者，

① 代：原作“化”，据《四库全书》本改。

少阴心之脉挟目系，厥阴肝之脉连目系，心主火，肝主木，此木火之势盛也。其味则宜苦、宜酸、宜凉，大忌辛辣热物，以助[①]木火之邪也。饮食中常知此理可也。夫辛主散，热则助火，故不可食。诸酸主收心气，泻木火也。诸苦泻火热，则益水也。尤忌食冷水大寒之物，此则能损胃气不行，则元气不生，元气不生，胃气下流，胸中三焦之火及心火乘于肺，上入脑灼髓。火主散溢，瞳子开大，大热之物又助火邪，此盖不可食，验也。药中云：茺蔚子一味辛及主益睛。辛者，是助火也，故去之。乃加黄芩、黄连，泻中焦之火，芩能泻上焦肺中之火，以酒洗之，乃寒因热用也。又去青葙子，为助阳火也，加五味子以收瞳人开大。且火之与气势不两立，故《内经》曰：壮火食气，气食少火，少火生气，壮火散气。诸酸之物，能助元气。孙真人云：五月常服五味，助五脏气，以补西方肺

① 以助：《东垣十书》本作"是泻"。

金。法云：以酸补之，以辛泻之，辛泻气则明矣。或曰：药中有当归，其味亦辛而甘，其不去者何？此辛甘一味，以其和血之圣药，况有甘味，又欲以为乡导，为诸药之使耳。

芎辛汤

治两眼昼夜隐涩难开，羞明恶日，视物昏暗，赤肿而痛。

细辛二分　芎䓖　蔓荆子各五分　甘草　白芷各一钱　防风一钱五分

上㕮咀，都作一服，水二盏，煎至一盏，临卧温服。

碧天丸一名井珠丸

治目疾累服寒凉药不愈，两眼蒸热，如火之熏，赤而不痛，满目红丝，血脉贯睛，瞀闷昏暗，羞明畏日，或上下睑[1]赤烂，或冒风沙而内外眦皆破，洗之神效。

枯白矾二分　铜绿七分，研　瓦粉炒黑一两

① 睑：原作"脸"，据文义改。

上先研白矾、铜绿[1]令细，旋旋入粉同研匀，熟水和之，共为一百丸。每用一丸，热汤半盏，浸一二个时辰，洗至觉微涩为度，合半时辰许，临卧洗之，瞑目便睡。一丸可洗十遍，再用，汤内坐令热。此药治其标，若里实者不宜用。

广大重明汤

治两目睑赤烂，热肿疼痛并稍赤，及眼睑痒痛，抓之至破，眼楞生疮，目多眵泪，隐涩难开。

龙胆草　防风　生甘草　细辛各一钱

上锉如咀，内甘草不锉，只作一折，先以水一大碗半，煎龙胆一味至一半，再入余三味，煎至少半碗，滤去柤，用清带热洗。以重汤坐令热，日用五七次，但洗毕合眼一时。去胬肉泛长及痒，亦验。

百点膏

张济氏眼病翳六年，以至遮瞳人，视物不明，有云气之状，因用此药而效。

---

① 绿：原作“研”，据集成本改。

蕤仁去皮尖，三分　当归身　甘草各六分　防风八分　黄连拣净，二钱，锉如麻豆大，水一大碗，煎至少半人药

上件锉如麻豆大，蕤仁别研如泥，同熬，滴在水中不散，入去沫蜜少许，再熬少时为度。令病人心静点之，至目中微痛，日用五七次，临卧点尤疾效。名之曰百点膏，但欲多点，使药力相继也。

选奇汤

治眉骨痛不可忍。

炙甘草夏月生用　羌活　防风各三钱　酒黄芩一钱，冬月不用此一味，如能食，热痛，倍加之

上㕮咀，每服五钱，水二盏，煎至一盏，去租，食后服之。

神效明目汤

治眼棱紧急，致倒睫拳毛及上下睑皆①赤烂，睛疼昏暗，昼则冷泪常流，夜则眼涩难开。

细辛二分　蔓荆子五分　防风一钱　葛

① 皆：原作“昏”，据集成本改。

根一钱五分　甘草二钱

一方加黄芪一钱。

上㕮咀，作一服，水二盏，煎至一盏，去柤，稍热临卧服。

羌活点[1]翳膏一名复明膏

治足太阳寒水，膜子遮睛，白翳在上，视物不明。

藁本　汉防己各二分　黄连　防风　麻黄去根节　柴胡　升麻　生地各三分　羌活七分　生甘草四分　当归身六分　蕤仁六个　椒树东南根二分，西北根二分

上用净水一大碗，先煎汉防己、黄连、生甘草、当归、生地黄，煎至一半，下余药，再煎至一盏，去柤，入银石器中再熬之，有力为度。

明目细辛汤

治两目发赤，微痛，羞明畏日，怯风寒，怕火，眼睫成纽，眵糊多，隐涩难开，眉攒肿闷，鼻塞，涕唾稠黏，大便微硬。

① 点：目录作“退”。

川芎五分　生地黄酒制　蔓荆子各六分　当归梢　白茯苓　藁本各一钱　荆芥一钱二分　防风二钱　麻黄根　羌活各三钱　细辛少许　红花少许　椒八个　桃仁二十个

上㕮咀，分作四服，每服水二盏，煎至一盏，去柤，稍热临卧服之。忌酒醋、湿面。

复明散

治内障。

青皮三分　橘皮　川芎　苍术各五分　炙甘草　生地黄　连翘　柴胡各一钱　黄芪一钱五分　当归身二钱

上锉如麻豆大，都作一服，水二大盏，煎至一盏，去柤，稍热服之，食后。忌酒醋、湿面、辛热大料物之类。

助阳和血汤

治眼发之后，微有上热，白睛红，隐涩难开，睡多眵泪。

蔓荆子二分　香白芷三分　柴胡　黄芪　炙甘草　当归身酒洗　防风各五分　升

麻七分

上㕮咀，都作一服，水一盏半，煎至八分，去柤，稍热服，临卧。避风寒处睡。

吹云膏

治目中泪及迎风寒泣，羞明畏日，常欲闭目，喜在暗室，塞其户牖，翳膜岁久遮睛，此药多点神验。

细辛一分　升麻　蕤仁各三分　青皮　连翘　防风各四分　柴胡五分　生甘草　当归身各六分　生地黄一钱五分　拣黄连三钱　荆芥穗一钱，微取浓汁

上㕮咀，除连翘外，用澄清净水二碗，先熬余药至半碗，入连翘同熬至一大盏许，去柤，入银石器内，文武火熬，滴水成珠不散为度，入炼去沫熟蜜少许，熬匀用之。

防风饮子

治倒睫拳毛。

细辛　蔓荆子各三分　葛根　防风各五分　当归身七分半　炙甘草　黄连　人参各

一钱

上锉如麻豆大，都作一服，水二盏，煎至一盏，食远服。避风寒。

拨云汤

戊申六月，徐总管患眼疾，于上眼皮下出黑白翳两个，隐涩难开，两目紧缩而无疼痛。两手寸脉细紧，按之洪大无力，知足太阳膀胱为命门相火煎熬，逆行作寒水翳，及寒膜遮睛证。呵欠善悲，健忘，嚏喷眵泪，时自泪下，面赤而白，能食不大便，小便数而欠，气上而喘。

黄芪一分　细辛　生姜　葛根　川芎各五分　柴胡七分　荆芥穗　藁本　生甘草　升麻　当归身　知母各一钱　羌活　防风　黄柏各一钱五分

上㕮咀如麻豆大，都作一服，水二盏，煎至一盏。去租热服，食后。

神效黄芪汤

治浑身麻木不仁，或头面手足肘背、或腿脚麻木不仁，并皆治之。如两目紧急

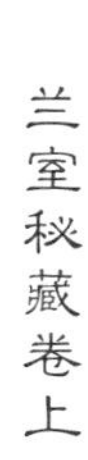

缩小,及羞明畏日,隐涩难开,或视物无力,睛痛昏花,手不得近,或目少精光,或目中热如火,服五六次可效。

蔓荆子一钱　陈皮去白,五钱[1]　人参八钱　炙甘草　白芍药各一两　黄芪二两

上㕮咀,每服五钱,水二盏,煎至一盏,去柤,临卧稍热服。

如小便淋涩,加泽泻五分,一服去则止。

如有大热证,每服加酒洗黄柏三分。

如麻木不仁,虽有热,不用黄柏,止加黄芪一两,通用三两也。

如眼缩急,去芍药,忌酒醋面大料物、葱韭蒜辛物。

如麻木甚者,加芍药一两,通用二两。

圆明内障升麻汤一名冲和养胃汤

治内障眼,得之脾胃元气衰弱,心火与三焦俱盛,饮食不节,形体劳役,心不得休息,故上为此疾。

---

① 五钱:《东垣十书》本作“五分”。

干姜一钱　五味子二钱　白茯苓三钱　防风五钱　白芍药六钱　柴胡七钱　人参　炙甘草　当归身酒洗　白术　升麻　葛根各一两　黄芪　羌活各一两五钱

上㕮咀，每服五七钱，水三大盏，煎至二大盏，入黄芩、黄连各二钱，同煎数沸，去柤，煎至一盏，热服，食远。

黄芩黄连汤

黄芩酒洗，炒　黄连酒洗，炒　草龙胆酒洗四次，炒四次　生地黄酒洗，各一两

上㕮咀，每服二钱，水二盏，煎至一盏，去柤热服。

蔓荆子汤

治劳役饮食不节，内障眼病，此方如神效。

蔓荆子二钱五分　黄柏酒拌炒四遍　白芍药各三钱　炙甘草八钱　黄芪各一两　人参各[①]一两

上㕮咀，每服三钱或五钱，水二盏，煎

① 各：疑衍。

至一盏，去柤，临卧温服。

归葵汤一名连翘饮子

治目中溜火，恶日与火，隐涩难开，小角紧，视物昏花，迎风有泪。

柴胡二分　生甘草　蔓荆子　连翘　生地黄　当归身　红葵花　人参各三分　黄芪　酒黄芩　防风　羌活各五分　升麻一钱

上㕮咀，每服五钱，水二盏，煎至一盏，去柤，食后温服。

救苦汤

治眼暴发赤肿，睑高，苦疼不任者。

桔梗　连翘　红花　细辛各一分　当归身夏月减半　炙甘草各五分　草龙胆　苍术各七分　黄连　羌活太阳　升麻阳明　柴胡少阳　防风　藁本各一钱　知母　生地黄　黄柏　黄芩各一钱五分　川芎三钱

上㕮咀，每服一两，水二盏，煎至一盏，去柤，食后温服。

若苦疼，则多用苦寒者，兼治本经之

药，再行加减；如睛昏，加知母、黄柏一倍。

熟干地黄丸

治血弱阴虚不能养心，致心火旺，阳火甚，瞳子散大。少阴为火，君主无为，不行其令，相火代之。兼心包络之脉出心系，分为三道，少阳相火之体无形，其用在其中矣。火盛则令母实，乙木肝旺是也。心之脉挟于目系，肝连目系，况手足少阳之脉同出耳中，至耳上角，斜起于目外眦。风热之盛，亦从此道而来，上攻头目，致偏头肿闷，瞳子散大，视物则花。此由血虚阴弱故也。法当养血、凉血、益血，收火之散大，除风之热则愈矣。

人参二钱　炙甘草　天门冬汤洗，去心　地骨皮　五味子　枳壳炒　黄连各三钱　黄芩　当归身酒洗，焙干，各五钱　柴胡八钱　熟干地黄一两　生地黄酒洗，七钱五分

上件同为细末，炼蜜为丸，如梧桐子大。每服一百丸，茶汤送下，食后，日进二服。

益阴肾气丸

此壮水之主，以镇阳光。

泽泻　茯苓各二钱五分　生地黄酒洗，干　牡丹皮　山茱萸　当归梢酒洗　五味子　干山药　柴胡各五钱　熟地黄二两

上为细末，炼蜜为丸，如梧桐子大，朱砂为衣。每服五十丸，淡盐汤下，空心。

羌活退翳丸

治内障，右眼小眦青白翳，大眦微显白翳，脑痛，瞳子散大，上热恶热，大便秘涩，小便如常，遇天气暄热，头痛睛胀，可服此药。翳在大眦，加葛根、升麻；翳在小眦，加柴胡、羌活是也。

黑附子炮　寒水石各一钱　酒防己二钱　知母酒炒　牡丹皮　羌活　川芎各三钱　酒黄柏　生地黄酒洗，炒　丹参　茺蔚子　酒当归身　柴胡各五钱　熟地黄八钱　芍药一两三钱

上为细末，炼蜜为丸，如梧桐子大。每服五七十丸，白汤下，空心。宿食未消，

待饥则服之。药后省语言，以食压之。

当归龙胆汤

治眼中白翳。

防风　石膏各一钱五分　柴胡　羌活　五味子　升麻各二钱　甘草　酒黄连　黄芪各三钱　酒黄芩炒　酒黄柏炒　芍药　当归身　草龙胆酒洗，各五钱

上㕮咀，每服五钱，水二盏，煎至一盏，去柤，入酒少许，临卧热服。忌言语。

补阳汤

治阳不胜其阴，乃阴盛阳虚，则九窍不通，令青白翳见于大眦，及足太阳、少阴经中，郁遏足厥阴肝经，气不得上通于目，故青白翳内阻也。当于太阳、少阴经中，九原之下，以益肝中阳气，冲天上行。此乃先补其阳，后于足太阳、太阴标中标者头也泻足厥阴肝经火，下伏于阳中，乃次治也。《内经》云，阴盛阳虚则当先补其阳，后泻其阴，此治法是也。每日清晨，以腹中无宿食，服补阳汤，临卧服泻阴丸。若

天色变经大寒大风，并劳役，预日饮食不调，精神不足，或气弱，俱不可服，待体气和平，天气如常服之。先补其阳，使阳气上升，通于肝经之末，利空窍于目矣。

肉桂一钱，去皮　知母炒　当归身酒洗　生地黄酒炒　白茯苓　泽泻　陈皮各三钱　白芍药　防风各五钱　黄芪　人参　白术　羌活　独活　熟地黄　甘草各一两　柴胡二两

上㕮咀，每服五钱，水二盏，煎至一大盏，去柤，空心服之。

泻阴火丸一名连柏益阴丸

五味子　羌活　独活　甘草　当归梢　防风各五钱　草决明　细黄芩　黄连酒炒　黄柏　知母各一两　石决明三钱，炒存性

上为细末，炼蜜为丸，如绿豆大。每服五十丸至一百丸，茶清下。常多服补阳汤，少服此药，多则妨饮食。

升阳柴胡汤

肉桂五分　柴胡去苗，一钱五分　防风

白茯苓　泽泻　防皮各一钱　生地黄酒炒　楮实酒炒微润　黄芪　人参　白术各五钱　甘草梢　当归身　羌活　熟地黄　独活　白芍药各一两　知母酒炒，如大者加作五钱

上锉，每服五钱，水二盏，煎至一盏，去柤，稍热食远服。别合一料，炼蜜为丸，如梧桐子大。每服五十丸，茶清下。每日与前药各一服。食远，不可饱服。

如天气热，加五味子三钱、天门冬去心、芍药、楮实各五钱。

温卫汤

治鼻不闻香臭，目中流火，气寒血热，冷泪多，脐下冷，阴汗，足痿弱。

陈皮　青皮　黄连　木香各三分　人参　甘草炙　白芷　防风　黄柏　泽泻各五分　黄芪　苍术　升麻　知母　柴胡　羌活各一钱　当归身一钱五分

上都作一服，水二盏，煎至一盏，去柤，食远服之。

圆明膏

治劳心过度，饮食失节，用生内障及瞳子散大，此方收睛圆明。

诃子皮湿纸裹煨　甘草各二钱　当归身三钱　柴胡　生地黄　麻黄去节，捣开　黄连各五钱

上七味，先以水二碗，煎麻黄至一碗，掠去沫，外六味各㕮咀如豆大，筛去末，入在内同熬，滴水中不散为度，入熟蜜少许再熬，勤点眼。

嗃药麻黄散

治内外障眼。

麻黄一两　当归身一钱

上二味同为粗末，炒黑色，入麝香、乳香少许，共为细末，含水，鼻内嗃之。

疗本滋肾丸

黄柏酒炒　知母酒炒，各等分

上为细末，滴水为丸，如梧桐子大。每服一百丸至一百五十丸，空心，盐白汤下。

加味滋肾丸

肉桂三分　黄连一钱　姜黄一钱五分　苦参三钱　苦葶苈酒洗，炒　石膏觉肚冷勿用　黄柏酒炒　知母酒炒，各五钱

上为极细末，打薄面糊为丸，如梧桐子大。每服一百丸，空心服，白汤下，食压之。

退翳膏

治黑白翳。

蕤仁　升麻各三分　连翘　防风　青皮各四分　甘草　柴胡各五分　当归身六分　黄连三钱　生地黄一钱五分　荆芥穗一钱，水半盏别浸用

上用水一碗，入前药煎至半碗，去柤，更上火煎至半盏，入荆芥水两匙，入蜜少许，再上火熬匀，点之。

龙胆饮子

治疳眼流脓，主疳翳，湿热为病。

谷精草　川郁金　蛇退皮　炙甘草各五分　升麻二钱　麻黄一钱五分　青蛤粉

草龙胆　黄芩炒　羌活各三钱

上为细末，每服二钱，食后温茶清调服之。

柴胡聪耳汤

治耳中干结，耳鸣耳聋。

连翘四钱　柴胡三钱　炙甘草　当归身　人参各一钱　水蛭五分，炒，另研　麝香少许，另研　虻虫三个，去翅足，炒，另研

上除三味别研外，生姜三片，水二大盏，煎至一盏，去柤，再下三味，上火煎一二沸，稍热服，食远。

羌活退翳汤

治太阳寒水，翳膜遮睛，不能视物。

羌活一两五钱　防风一两　酒生地黄一钱　薄荷叶　藁本各七钱　酒知母五钱　黄柏四钱　川芎　当归身各三钱　小椒五分　细辛少许　麻黄二钱，用根　荆芥穗煎成药加之

上㕮咀，每服三钱，水二大盏，煎至一盏半，入荆芥穗，再煎至一盏，去柤，稍热服，食远。忌酒醋、湿面等物。

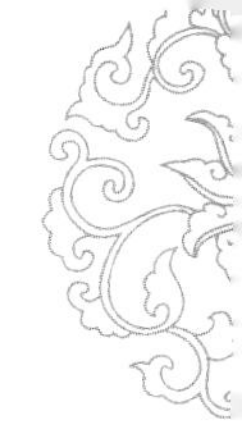

还[1]睛紫金丹

治目眶岁久赤烂，俗呼为赤瞎是也。当以三棱针刺目眶外，以泻湿热。如眼生倒睫拳毛，两目紧，盖内伏火热而攻阴气，法当去其热内火邪，眼皮缓则毛立出，翳膜亦退。用手法攀出，内睑向外，以针刺之出血。

白沙蜜二十两　黄丹六两，水飞　南乳香　当归各三钱　乌鱼骨二钱　麝香一钱　白丁香直者五分　轻粉一字　甘石十两，烧七遍，碎，连水浸拌　拣连三两，小便浸，碎为末　硇砂一钱，小盏内放于瓶口上熏干

上将白沙蜜于沙石器内，慢火去沫，下甘石，次下丹，以柳枝搅，次下余药，以黏手为度，作丸如鸡头大。每用一丸，温水化开洗。

丽泽通气汤

治鼻不闻香臭。

黄芪四钱　苍术　羌活　独活　升麻

① 还：原作“远”，据目录改。

葛根各三钱　防风　炙甘草二钱　川椒　麻黄不去节，冬月加　白芷各一钱

上㕮咀，每服五钱，生姜三片，枣一枚，葱白三寸，同煎至一盏，去租温服，食远。忌一切冷物，及风寒凉处坐卧行立。

温肺汤

治鼻不闻香臭，眼多眵泪。

丁香二分　防风　炙甘草　葛根　羌活各一钱　升麻　黄芪各二钱[1]　麻黄不去节，四钱

上为粗末，水二盏，葱白三根，煎至一盏，去租，食后服。

御寒汤

寒气风邪伤于毛皮，令鼻壅塞，咳嗽上喘之证。

黄连　黄柏　羌活各二分　炙甘草　佛耳草　款冬花　白芷　防风各三分　升麻　人参　陈皮各五分　苍术七分　黄芪一钱

① 二钱：原作“二节钱”，据集成本改。

上㕮咀，都作一服，水二盏，煎至一盏，去祖，食相热服。

兰室秘藏卷上终

兰室秘藏卷中

头痛门

头痛论

《金匮真言论》云：东风生于春，病在肝，俞在颈项。故春气者，病在头。又诸阳会于头面，如足太阳膀胱之脉，起于目内眦，上额交颠，上入络脑，还出别下项，病冲头痛。又足少阳胆之脉，起于目锐眦，上抵头角，病则头角额痛。夫风从上受之，风寒伤上，邪从外入，客于经络，令人振寒头痛，身重恶寒，治在风池、风府，调其阴阳，不足则补，有余则泻，汗之则愈，此伤寒头痛也。头痛耳鸣，九窍不利者，肠胃之所生，乃气虚头痛也；心烦头痛者，病在膈中，过在手巨阳、少阴，乃湿热头痛也；如气上不下，头痛巅疾者，下虚上实也，过在足少阴、巨阳，甚则入肾，寒湿头痛也。如头半边痛者，先取手少阳、阳明，后取足少阳、阳明，此偏头痛也。有真头痛者，甚则脑尽痛，手足寒至节，死不治。有厥逆头痛者，所犯大寒，内至骨髓，髓者以脑为主，脑逆故令头痛，齿亦痛。凡头痛皆以风药治之者，总其大体而言之也。高颠之上，惟风可到，故味之薄者，阴中之阳，乃自地升天者也。然亦有三阴三阳之异，故太阳头痛，恶风，脉浮紧，川芎、羌活、独活、麻黄之类为主；少阳经头痛，脉弦细，往来寒热，柴胡为主；阳明头痛，自汗，发热，恶寒，脉浮缓长实者，升麻、葛根、石膏、白芷为主；太阴头痛，必有痰，体重或腹痛，为痰癖，其脉沉缓，苍术、半夏、南星为主；少阴经头痛，三阴三阳经不流行，而足寒气逆，为寒厥，其脉沉细，麻黄、附子、细辛为主；厥阴头项痛，或吐痰沫，厥冷，其脉浮缓，吴茱萸汤主之。血虚头痛，当归、川芎为主；气虚头痛，人参、黄芪为主；气血俱虚头痛，调中益气汤少加川芎、蔓荆子、细辛，其效如神。白术半夏天麻汤，治痰厥头痛药也：青空膏，乃风湿热头痛药也；羌活附子汤，治厥阴头痛药也。如湿气在头者，以苦吐之，不可执方而治。先师尝病头痛，发时两颊青黄，晕眩，目不欲开，懒言，身体沉重，兀兀欲吐。洁古曰：此厥阴太阴合病，名曰风痰，以《局方》玉壶丸治之，更灸侠溪穴即愈。是知方者体也，法者用也，徒执体而不知用者弊，体用不失，可谓上工矣。

清空膏

治偏正头痛，年深不愈者，善疗风湿热上壅，损目及脑，痛不止。

川芎五钱　柴胡七钱　黄连炒　防风去芦　羌活各一两　炙甘草一两五钱　细挺子黄芩三两，去皮，锉，一半酒制，一半炒

上为细末，每服二钱匕，于盏内入茶少许，汤调如膏，抹在口内，少用白汤送下，临卧。

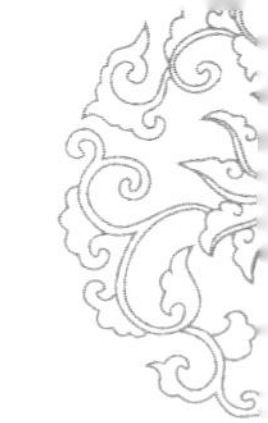

如苦头痛，每服加细辛二分。

如太阴脉缓有痰，名曰痰厥头痛，减羌活、防风、川芎、甘草，加半夏一两五钱。

如偏正头痛服之不愈，减羌活、防风、川芎一半，加柴胡一倍。

如发热恶热而渴，此阳明头痛，只与白虎汤加好吴白芷。

御清膏

蔓荆子　细辛各一分　薄荷叶　川芎各三分　生甘草　熟甘草各五分　藁本一钱

上为细末，每服二钱，食后茶清调下。

川芎散

治头目不清利。

川芎三分　柴胡七分　羌活　防风　藁本　生甘草　熟甘草　升麻各一钱　酒生地黄各二钱　酒黄连炒　酒黄芩各四钱五分

上为细末，每服一钱，或二三钱，食后茶清调下。忌酒湿面。

白芷散一名郁金散

治头痛。

郁金一钱　香白芷　石膏各二钱　薄荷叶　芒硝各三钱

上为极细末，口含水，鼻内嗃之。

碧云散

治头痛。

细辛　郁金　芒硝各一钱　蔓荆子　川芎各一二分　石膏一钱三分　青黛一钱五分　薄荷叶二钱　红豆一个

上为极细末，口噙水，鼻内嗃之。

羌活清空膏

蔓荆子一钱　黄连三钱　羌活　防风　甘草各四钱　黄芩一两

上为细末，每服一钱，茶清调下，食后临卧。

清上泻火汤

昔有人年少时气弱，常于气海、三里灸之，节次约五七十壮。至年老添热厥头痛，虽冬天大寒，犹喜寒风，其头痛则愈，微来暖处，或见烟火，其痛复作，五七年不愈，皆灸之过也。

荆芥穗　川芎各二分　蔓荆子　当归身　苍术各三分　酒黄连　生地黄　藁本　甘草各五分　升麻　防风各七分　酒黄柏　炙甘草　黄芪各一钱　酒黄芩　知母酒，各钱半　羌活三钱　柴胡五钱　细辛少许　红花少许

上锉如麻豆大，分作二服，每服水二盏，煎至一盏，去柤，稍热服，食后。

补气汤

服前药之后服此药。

柴胡二分　升麻三分　黄芪八分　当归身　炙甘草各二钱　红花少许

上㕮咀，作二服，水二盏，煎至一盏，去柤，稍热服，食后。

细辛散

治偏正头痛。

细辛　瓦粉各二分　生黄芩　芍药各五分　酒黄连　川芎各七分　酒黄芩一钱　甘草炙，一钱五分　柴胡二钱

上为粗末，每服三钱，水一大盏半，煎

至一盏，取清，食后服之。

羌活汤

治风热壅盛，上攻头目昏眩。

炙甘草七分　泽泻三钱　瓜蒌根酒洗，五钱　羌活一两　白茯苓　酒黄柏各五钱　柴胡七钱　防风　细黄芩酒洗　酒黄连各一两

上为粗末，每服五钱重，水二中盏，煎至一盏，取清，食后临卧，通口热服之。

养神汤

治精神短，不得睡，项筋肿急难伸，禁甘温，宜苦味。

木香　橘皮　柴胡各一分　酒黄芩二分　人参　黄柏　白术　川芎各三分　升麻四分　苍术　麦蘖面　当归身　黄连各五分　甘草　半夏各七分　黄芪一钱

上㕮咀，每服五钱，水二大盏，煎至一盏，去柤，稍热服，不拘时候。

安神汤

治头痛，头旋眼黑。

生甘草　炙甘草各二钱　防风二钱五分

柴胡　升麻　酒生地黄　酒知母各五钱　黄芪二两　酒黄柏　羌活各一两

上为粗末，每服五钱，水二大盏半，煎至一盏半，加蔓荆子五分、川芎三分，再煎至一盏，去租，临卧热服。

半夏白术天麻汤

范天骒之内有脾胃证，时显烦躁，胸中不利，大便不通，而又为寒气怫郁，闷乱大作，火不伸故也。疑其有热，服疏风丸，大便行，其病不减，恐其药少，再服七八十丸，大便复见两行，元证不瘳，增以吐逆，食不能停，痰唾稠黏，涌出不止，眼黑头旋，恶心烦闷，气短促上喘，无力以言，心神颠倒，目不敢开，如在风云中，头苦痛如裂，身重如山，四肢厥冷，不得安卧。余料前证是胃气已损，复下两次，则重虚其胃，而痰厥头痛作矣，与此药而治之。

黄柏二分，酒洗　干姜三分　泽泻　白茯苓　天麻　黄芪　人参　苍术各五分　炒神曲　白术各一钱　麦糵面　半夏汤洗　橘

皮各一钱五分

上㕮咀，每服五钱，水二大盏，煎至一盏，去柤热服，食前，一服而愈。此头痛苦甚，谓之足太阴痰厥头痛，非半夏不能疗；眼黑头旋，风虚内作，非天麻不能除；黄芪甘温泻火，补元气，实表虚，止自汗；人参甘温泻火，补中益气；二术俱苦甘温除湿，补中益气；泽泻、茯苓利小便导湿；橘皮苦温益气，调中升阳；神曲消食，荡胃中滞气；大麦面宽中助胃气；干姜辛热，以涤中寒；黄柏大苦寒，酒洗，以疗冬天少火在泉发躁也。

口齿咽喉门

口 齿 论

论曰：夫齿者肾之标，口者脾之窍。诸经多有会于口者，其牙齿是手足阳明之所过。上龈隶于坤土，乃足阳明胃之脉贯络也，止而不动；上龈嚼物，动而不休，手阳明大肠之脉所贯络也。手阳明恶寒饮而喜热，足阳明喜寒饮而恶热，其病不一。牙者，肾之标，亦喜寒，寒者坚牢，为病不同。热甚则齿动，龈断袒脱，作痛不已，故所治疗不同也。有恶热而作痛者；有恶寒而作痛者；有恶寒恶热而作痛者；有恶寒饮少热饮多而作痛者；有恶热饮少寒饮多而作痛者；有牙齿动摇而作痛者；有齿龈肿起为痛者；有脾胃中有风邪，但觉风而作痛者；又有牙上多为虫所蚀，其齿缺少而色变，为虫牙痛者；有胃中气少，不能于寒，袒露其齿作痛者；有牙齿疼痛而秽臭之气不可近者。痛既不一，岂可一药而尽之哉。

羌活散

治客寒犯脑，风寒湿脑痛，项筋急，牙齿动摇，肉龈袒脱疼痛。

藁本　香白芷　桂枝各三分　苍术　升麻各五分　当归身六分　草豆蔻仁一个　羌活一钱五分　羊胫骨灰二钱　麻黄去枝节

防风各三钱　柴胡五钱　细辛少许

上为细末，先用温水漱[1]口净，擦之，其痛立止也。

草豆蔻散

治寒多热少，牙齿疼痛。

细辛叶　防风各二分　羊胫骨灰　熟地黄各五分　当归六分　草豆蔻仁　黄连各一钱三分　升麻二钱五分

上为细末，同前，牙痛处擦之。

麻黄散

治冬寒时分，寒湿脑痛，项筋急，牙齿动摇疼痛。

防风　藁本各三分　羊胫骨灰　当归身　熟地黄各六分　草豆蔻仁　升麻　黄连各一钱　羌活一钱五分　麻黄不去节　草龙胆酒洗　生地黄各二钱　细辛少许

上为细末，依前药法擦之。

①漱：原作"嗽"，据文义改。

热牙散一名麝香散

治大热[1]，牙齿瘴露根肉，龈脱血出，齿动欲落，疼痛妨食物，忤凉少，忤热多。

熟地黄二分　益智仁二分半　当归身　生地黄　麻黄根　酒汉防己　人参各三分　升麻一钱　草豆蔻　黄连各一钱五分　羊胫骨灰二钱　麝香少许

上为细末，如前药擦之。

治虫散一名白芷散

治大寒犯脑，牙齿疼痛及虫痛，胃经湿热肿痛。

桂枝一分　熟地黄二分　藁本　白芷各三分　当归身　益智仁　黄连各四分　羌活五分　吴茱萸八分　草豆蔻　黄芪　升麻各一钱　羊胫骨灰二钱　麻黄不去节，二钱五分

上为细末，同前擦之。

益智木律散

治寒热牙痛。

木律二分　当归　黄连各四分　益智仁

---

① 大热：《东垣十书》本作“热多寒少”。

五分　草豆蔻皮一钱二分　熟地黄各五分　羊胫骨灰五分　升麻一钱五分

上为细末，用度如前擦之。如寒牙痛，不用木律。

蝎梢散

治大寒风犯脑牙痛。

白芷　当归身　柴胡各二分　桂枝　升麻　防风　藁本　黄芪各三分　羌活五分　草豆蔻皮一钱　麻黄去节，一钱五分　蝎梢少许　羊胫骨灰二钱五分

上为细末，如前法用之。

白牙散

白芷七分　升麻一钱　羊胫骨灰二钱　石膏一钱五分　麝香少许

上为细末，先用温水漱[1]口，擦之妙。

刷牙药

麝香一分　生地黄　酒防己　熟地各二分　当归身　人参各三分　草豆蔻皮五分　升麻一钱　羊胫骨灰　黄连各二钱　白豆蔻

① 漱：原作“嗽”，据文义改。

三钱　草豆蔻三钱　没石子三个　五倍子一个

上为细末，如前法擦之妙。

独圣散

治一切牙痛风疳。

北地蒺藜不拘多少，阴干

上为细末，每用刷牙，以热浆水漱牙，外粗末熬浆水刷牙，大有神效，不可具述。

当归龙胆散

治寒热停牙痛。

香白芷　当归梢　羊胫骨灰　生地各五分　麻黄　草豆蔻皮　草龙胆　升麻　黄连各一钱

上为细末，如前法擦之神效。

牢牙地黄散

治脑寒痛及牙痛。

藁本二分　生地黄　熟地黄　羌活　防己　人参各三分　益智仁　当归身各四分　香白芷　黄芪各五分　羊胫骨灰　吴茱萸　黄连　麻黄各一钱　草豆蔻皮一钱二分　升

麻一钱五分

上为细末，如前法擦之。

细辛散

治寒邪、风邪犯脑，牙齿痛。

柴胡　防风　升麻　白芷各二分　桂枝二分半　麻黄去节　藁本　苍术各三分　当归身四分　草豆蔻五分　羊胫骨灰　羌活各一钱五分　细辛少许

上为细末，先漱后擦之佳。

立效散

治牙齿痛不可忍及头脑项背，微恶寒饮，大恶热饮，其脉上中下三部阳虚阴盛，是五脏内盛，六腑阳道微[1]，脉微小，小便滑数。

细辛二分　炙甘草三分　升麻七分　防风一钱　草龙胆酒洗，四钱

上㕮咀，都作一服，水一盏，煎至七分，去柤，以匙抄在口中，煠痛处，待少时则止。

---

① 微：集成本无，疑衍。

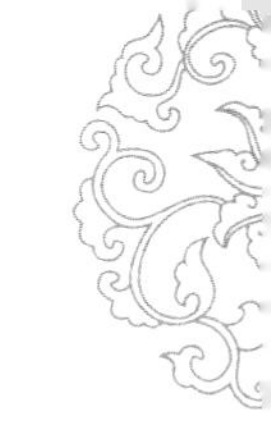

如多恶热饮，更加草龙胆一钱，此法不定，随寒热多少临时加减。

若更恶风作痛，加草豆[1]蔻、黄连各五分，勿加草龙胆。

牢牙散

治牙龈肉绽有根，牙疳肿痛，牙动摇欲落，牙齿不长，牙黄口臭。

羌活一两　草龙胆酒洗，一两五钱　羊胫骨灰二两　升麻一两

上为细末，以纱罗子罗骨灰，作微尘末，和匀，卧时贴在牙龈上。

清胃散

治因服补胃热药，致使上下牙痛疼不可忍，牵引头脑，满面发热大痛，足阳明之别络入脑，喜寒恶热，乃是手阳明经中热盛而作也，其齿喜冷恶热。

当归身　择细黄连夏月倍之　生地黄酒制，各三分　牡丹皮五分　升麻一钱

上为细末，都作一服，水一盏半，煎至

[1] 豆：原作“宣”，据集成本改。

一盏，去租，带冷服之。

神功丸

治多食肉人，口臭不可近，牙齿疳蚀，牙龈肉将脱，牙齿落，血不止。

兰香叶如无，用藿香叶代之　当归身　木香各一钱　升麻二钱　生地黄酒洗　生甘草各三钱　黄连去须，酒洗　缩砂仁各五钱

上同为细末，汤浸蒸饼为丸，如绿豆大。每服一百丸，或加至二百丸止，白汤下，食远服。兼治血痢及血崩，及血下不止，血下褐色或紫色、黑色，及肠澼下血，空心服，米汤下。其脉洪大而缓者，及治麻木，厥气上冲，逆气上行，妄闻妄见者。

桔梗汤

治咽肿，微觉痛，声破。

当归身　马勃各一分　白僵蚕　黄芩各三分　麻黄五分，不去节　桔梗　甘草各一钱　桂枝少许

上为粗末，作一服，水二大盏，煎至一盏，去租，稍热服之，食后。

又方

治口疮久不愈者。

黄柏不计多少真者，蜜涂其上，炙黄色

上为细末，干糁疮上，临卧。忌醋酱盐。

神验法

治口疮，无问久新。

夜间将二丸勒紧，以左右手交揉三五十次，但遇睡觉行之，如此三五度。因湿而生者一夜愈；久病、诸般口疮，三二夜愈。如鼻流清涕者，勒之二丸揉之，数夜可愈。

《内经》云：膀胱移热于小肠，膈肠不便，上口为糜，易老五苓散与导赤散合而饮之。

呕 吐 门

丁香茱[1]萸汤

治呕吐哕，胃虚寒所致。

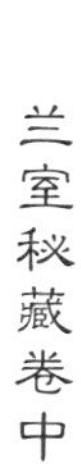

① 茱：原作“朱”，据目录改。

黄柏三分　炙甘草　丁香　柴胡　橘皮各五分　升麻七分　吴茱萸　苍术　人参各一钱　当归身一钱五分　草豆蔻仁　黄芪各二钱

上为粗末，每服五钱，水二大盏，煎至一盏，去柤，稍热服，食前。

白术汤一名茯苓半夏汤

治胃气虚弱，身重有痰，恶心欲吐，是风邪羁绊于脾胃之间，当先实其脾胃。

炒神曲二钱　陈皮　天麻各三钱　白术　白茯苓　麦蘖面炒黄色　半夏各五钱

上㕮咀，每服五钱，水二盏，入生姜五片，同煎至一盏，去柤，稍热服之。

补肝汤一名柴胡半夏汤

治素有风证，不敢见风，眼涩，头痛眼黑，胸中有痰，恶心，兀兀欲吐，遇风但觉皮肉紧，手足难举重物，如居暖室，少出微汗，其证乃减，再或遇风，病即复。

柴胡　升麻　藁本各五分　白茯苓七分　炒神曲　苍术各一钱　半夏二钱　生姜十片

上为粗末，都作一服，水二大盏，煎至一大盏，去柤，稍热服。

吴茱萸丸一名木香利膈丸

治寒在膈上，噎塞，咽膈不通。

木香　青皮各二分　白僵蚕　姜黄　泽泻　柴胡各四分　当归身　炙甘草各六分　益智仁　人参　橘皮　升麻　黄芪各八分　半夏一钱　草豆蔻仁　吴茱萸各一钱二分　麦蘖面一钱五分

上为细末，汤浸蒸饼为丸，如绿豆大。每服二三十丸，温水送下。勿多饮汤，恐速下，细嚼亦得①。

衄血吐血门

麦门冬饮子

治吐血久不愈，以三棱针于气街出血立愈②。

黄芪一钱　麦门冬　当归身　生地黄

---

① 得：原缺，据集成本补。

② 立愈：此下《济生拔萃》本有"更服"二字。

人参各五分　五味子十个

上为粗末，都作一服，水二盏，煎至一盏，去柤热服，不拘时。

人参饮子

治脾胃虚弱，气促气弱，精神短少，衄血吐血。

麦门冬二分　人参去芦　当归身各三分　黄芪　白芍药　甘草各一钱　五味子五个

上为粗末，都作一服，用水二盏，煎至一盏，去柤，稍热服。

一贫者有前证，以前药投之愈，继而至冬天，居旷室中，卧大热炕，而吐血数次，再来求治。料此病久虚弱，附脐有形，而有火热在内，上气不足，阳气外虚，当补表之阳气，泻其里之虚热，是其法也。冬天居旷室，衣盖单薄，是重虚其阳，表有大寒，壅遏里热，火邪不得舒伸，故血出于口。忆仲景《伤寒论》中一证，太阳伤寒，当以麻黄汤发汗，而不与之，遂成衄，却与麻黄汤立愈。此法相同，予遂用之。

三黄补血汤

治六脉俱大，按之空虚，心动面赤，善惊，上热，乃手少阴心脉也。此气盛多而亡血，以甘寒镇坠之剂大泻其气，以坠气浮，以甘辛微苦峻补其血。

牡丹皮　黄芪　升麻各一钱　当归　柴胡各一钱五分　熟地黄　川芎各二钱　生地黄三钱　白芍药五钱

上㕮咀如麻豆大，每服五钱，水二大盏，煎至一大盏，去柤，稍热服，食前。

如两寸脉芤，血在上焦，或衄血、或呕血，与犀角地黄汤则愈。

救脉汤一名人参救肺散

治吐血。

甘草　苏木　陈皮各五分　升麻　柴胡　苍术各一钱　当归梢　熟地黄　白芍药　黄芪　人参各二钱

上为粗末，都作一服，水二大盏，煎至一盏，去柤，稍温食前服。

麻黄桂枝汤

人参益上焦元气不足而实其表也　麦门冬保肺气，各三分　桂枝以补表虚　当归身和血养血，各五分　甘草补其脾胃之虚　麻黄去根节　黄芪实表益卫　白芍药各一钱　五味子五个，安其脉气

上以水三盏，先煮麻黄一味令沸，去沫，至二盏，入余药同煎至一盏，去柤热服，临卧。只一服而愈，更不再作。

黄芪芍药汤

治鼻衄血多，面黄，眼涩多眵，手麻木。

葛根　羌活各五钱　升麻各一两　炙甘草二两　白芍药　黄芪各三两

上㕮咀，每服五钱，水二盏，煎至一盏，食后。

六脉弦细而涩，按之空虚，其色必白而夭，不泽者，脱血也。此大寒证，以辛温补血益血，以甘温、甘热、滑润之剂以佐之则愈。此亡血，亦伤精气。

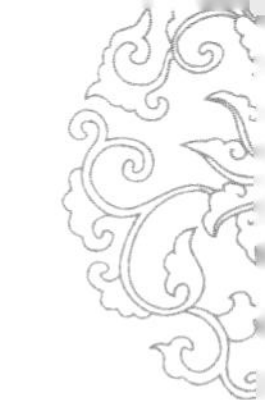

止衄血法

治鼻血久不止，素有热而暴作者，诸药无验。神法以大纸一张，作八摺或十摺，于水内湿，置顶中，以热熨斗熨至一重或二重纸干，立止。

腰痛门

川芎肉桂汤

丁未冬，曹通甫自河南来，有役人小翟，露宿寒湿之地，腰痛不能转侧，两胁搐急作痛，已经月余不愈矣。腰痛论中说，皆为足太阳、足少阴血络中有凝血作痛，间有一二证属少阳胆经外络脉病，皆去血络之凝乃愈。其《内经》有云：冬三月，禁不得用针。只宜服药，通其经络，破其血络中败血，以此药主之。

酒汉防己　防风各三分　炒神曲　独活各五分　川芎　柴胡　肉桂　当归梢　炙甘草　苍术各一钱　桃仁五个，去皮尖，研如泥　羌活一钱五分上㕮咀，都作一服，好酒三大盏，煎至一大盏，去柤，稍热食远服。

独活汤

治因劳役，腰痛如折，沉重如山。

炙甘草二钱　羌活　防风　独活　大黄煨　泽泻　肉桂各三钱　当归梢　连翘各五钱　酒汉防己　酒黄柏[1]各一两　桃仁三十个

上㕮咀，每服五钱，酒半盏，水一大盏半，煎至一盏，去柤热服。

破血散疼汤

治乘马损伤，跌其脊骨，恶血流于胁下，其痛苦楚不能转侧，妨于饮食。

羌活　防风　中桂各一钱　苏木一钱五分　连翘　当归梢　柴胡各二钱　麝香少许，另研　水蛭三钱，炒去烟尽，另研

上件分作二服，每服酒二大盏，水一大盏，除水蛭、麝香另研如泥，煎余药作一大盏，去柤，上火令稍热，调二味空心服

① 酒黄柏：《济生拔萃》本作“黄连”。

之，两服立愈。

地龙散

治腰脊痛，或打扑损伤，从高坠下，恶血在太阳经中，令人腰脊痛，或胫腨臂股中痛不可忍，鼻塞不通。

当归梢一分　中桂　地龙各四分　麻黄五分　苏木六分　独活　黄柏　甘草各一钱　羌活二钱　桃仁六个

上㕮咀，每服五钱，水二盏，煎至一盏，去柤温服食。

苍术汤

治湿热腰腿疼痛。

防风风能胜湿　黄柏各一钱，始得之时，寒也。久不愈，寒化为热，除湿止痛　柴胡二钱，行经　苍术三钱，去[1]湿止痛

上都作一服，水二大盏，煎至一盏，去柤，空心服。

麻黄复煎散

治阴室中汗出懒语，四肢困倦无力，

① 去：原作"云"，据文义改。

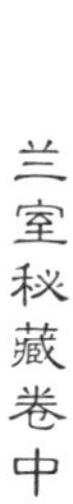

走注疼痛，乃下焦伏火而不得伸，浮而躁热汗出，一身尽痛，盖风湿相搏也。以升阳发汗渐渐发之，火郁及湿在经者，亦宜发汗，况正值季春之月，脉缓而迟，尤宜发汗，令风湿去而阳升，以此困倦乃退，气血俱得生旺也。

白术　人参　生地黄　柴胡　防风各五分　羌活　黄柏各一钱　麻黄去节，微捣，不令作末，水五大盏，煎令沸，去沫，煎至二盏，人下项药再煎　黄芪各二钱　甘草三钱　杏仁三个，去皮

上㕮咀，都作一服，入麻黄汤，煎至一盏，临卧服之。勿令食饱，取渐次有汗则效。

缓筋汤一名羌活汤

治两目如火，肿痛，两足及伏兔筋骨痛，膝少力，身重腰痛，夜恶寒，痰嗽，颈项皆急痛，目外眵，目系①急，食不下。

熟地黄三分　生甘草　柴胡　红花　炙甘草　苏木　独活各二分　藁本　升麻

① 系：原作“丝”，据《东垣试效方》改。

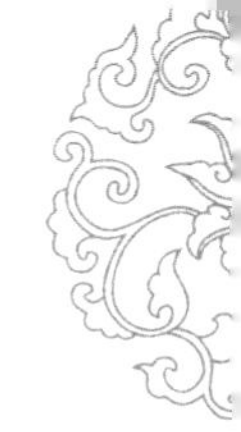

黄芩　草豆蔻仁　酒黄柏　生地黄　当归身　麻黄各三分　羌活三钱　苍术五分

上为粗末，都作一服，水二大盏，煎至一盏，去粗，食远服之。

拈痛汤

治湿热为病，肩背沉重，肢节疼痛，胸膈不利。

白术五分　人参去芦　苦参酒炒　升麻去芦　葛根　苍术各二钱　防风去芦　知母酒洗　泽泻　黄芩炒　猪苓　当归身各三钱　炙甘草　黄芩酒洗　茵陈酒炒　羌活各五钱

上㕮咀，每服一两，水二大盏，煎至一盏，去粗，食远服。

苍术复煎散

治寒湿相合，脑右痛，恶寒，项筋脊骨强，肩背胛眼痛，膝膑痛无力，行步沉重。

红花一分　黄柏三分　柴胡　藁本　泽泻　白术　升麻各五分　羌活一钱　苍术四两，水二碗，煎二盏，去粗人药

上㕮咀，先煎苍术汤二大盏，复煎前

项药至一大盏，稍热空心服。取微汗为效，忌酒湿面。

羌活苍术汤

治脚膝无力沉重。

炙甘草　黄柏　草豆蔻　生甘草　葛根各五分　橘皮六分　柴胡七分半　升麻　独活　缩砂仁　苍术各一钱　防风一钱五分　黄芪二钱　知母二钱五分　羌活三钱

上㕮咀，分作二服，水二大盏，煎至一盏，去柤，空心服[1]。

妇　人　门

经闭不行有三论

《阴阳别论》云：二阳之病发心脾，有不得隐曲，女子不月，其传为风消，为息贲者，死不治。妇人脾胃久虚或形羸，气血俱衰，而致经水断绝不行。或病中消胃

---

① 服：此下日刻本《东垣十书》尚有壮本丹、加味青鹅丸、加味补阴丸三方。

热，善食渐瘦，津液不生。夫经者，血脉津液所化，津液既绝，为热所烁，肌肉消瘦，时见渴躁，血海枯涸，病名曰血枯经绝。宜泻胃之燥热，补益气血，经自行矣。此证或经适行而有子，子不安为胎病者有矣。或心包脉洪数躁作时见，大便秘涩，小便虽清不利，而经水闭绝不行，此乃血海干枯，宜调血脉，除包络中火邪，而经自行矣。《内经》所谓小肠移热于大肠，为瘕瘕，为沉。脉涩不利，则月事沉滞而不利，故云为瘕瘕，为沉也。或因劳心，心火上行，月事不来，安心和血泻火，经自行矣。故《内经》云：月事不来者，胞脉闭也。胞脉者，属心而络于胞中，令[1]气上迫肺，心气不得下[2]，故月事不来也。

经漏不止有三论

《阴阳别论》云：阴虚阳搏谓之崩。妇人脾胃虚损，致命门脉沉细而数疾，或

① 令：《素问·评热病论》作“今”。

② 下：此下《素问·评热病论》有“通”字。

沉弦而洪大有力，寸关脉亦然。皆由脾胃有亏，下陷于肾，与相火相合，湿热下迫，经漏不止，其色紫黑，如夏月腐肉之臭。中有白带者，脉必弦细，寒作于中；中有赤带者，其脉洪数疾，热明矣。必腰痛或脐下痛，临经欲行，先见寒热往来，两胁急缩，兼脾胃证出见，或四肢困热，心烦不得眠卧，心下急。宜大补脾胃，而升举血气，可一服而愈。或人故贵脱势，人事疏少，或先富后贫，心气不足，其火大炽，旺于血脉之中，又致脾胃饮食失节，火乘其中，形质肌肉容颜似不病者，此心病者，不形于诊，故脾胃饮食不调，其证显矣。而经水不时而下，或适来适断，暴下不止，治当先说恶死之言劝谕，令惧死而心不动，以大补气血之药养脾胃，微加镇坠心火之药治其心，补阴泻阳，经自止矣。《痿论》云：悲哀太甚，则胞络绝也。阳气内动，发则心下崩，数溲血也。故《本病》曰：大经空虚，发则肌痹，传为脉痿，此之谓也。

升阳除湿汤一名调经升麻除湿汤

治女子漏下恶血，月事不调，或暴崩不止，多下水浆之物。皆由饮食不节，或劳伤形体，或素有心气不足，因饮食劳倦，致令心火乘脾。其人必怠惰嗜卧，四肢不收，困倦乏力，无气以动，气短上气，逆急上冲，其脉缓而弦急，按之洪大，皆中指下得之，脾土受邪也。脾主滋荣周身者也，心主血，血主脉，二者受邪，病皆在脉。脉者，血之府也；脉者，人之神也。心不主令，包络代之。故曰：心之脉主属心系。心系者，包络命门之脉也，主月事。因脾胃虚而心包乘之，故漏下，月事不调也。况脾胃为血气阴阳之根蒂也，当除湿去热，益风气，土伸以胜其湿。又云：火郁则发之。

当归酒洗　独活各五分　蔓荆子七分　防风　炙甘草　升麻　藁本各一钱　柴胡　羌活　苍术　黄芪各一钱五分

上锉如麻豆大，勿令作末，都作一服，

以洁净新汲水三大盏，煎至一大盏，去柤，空心热服。待少时以早饭压之，可一服而已。

如灸足太阴脾经中血海穴二七壮，亦已。

此药乃从权之法，用风胜湿，为胃下陷而气迫于下，以救其血之暴崩也。并血恶之物住后，必须黄芪、人参、炙甘草、当归之类数服以补之，于补气升阳汤中加以和血药便是也。若经血恶物下之不绝，尤宜究其根源，治其本经，只益脾胃，退心火之亢，乃治其根蒂也。若遇夏月白带下，脱漏不止，宜用此汤，一服立止。

凉血地黄汤

治妇人血崩，是肾水阴虚，不能镇守包络相火，故血走而崩也。

黄芩　荆芥穗　蔓荆子各一钱　黄柏　知母　藁本　细辛　川芎各二分　黄连　羌活　柴胡　升麻　防风各三分　生地黄　当归各五分　甘草一钱　红花少许

上㕮咀，都作一服，水三大盏，煎至一盏，去柤，稍热空心服之。

足太阴脾之经中血海二穴，在膝膑上内廉白肉际二寸中，治女子漏下恶血，月事不调，逆气腹胀，其脉缓者是也，灸三壮。

足少阴肾之经中阴谷二穴，在膝内辅骨后，大筋下，小筋上，按之应手，屈膝取之。治膝如锥，不得屈伸，舌纵涎下，烦逆溺难，少腹急引阴痛、股内廉痛，妇人漏血不止，腹胀满，不得息，小便黄如蛊，女子如妊身，可灸二壮。

酒煮当归丸

治㿗疝，白带下疰，脚气，腰已下如在冰雪中，以火焙炕，重重厚绵衣盖其上犹寒冷，不任寒之极也。面白如枯鱼之象，肌肉如刀割削瘦峻之速也。小便不止，与白带长流而不禁固，自不知觉，面白，目青蓝如菜色，目䀮䀮无所见，身重如山，行步攲侧，不能安地，腿膝枯细，大便难秘，口不能言，无力之极。食不下，心下痞，烦心懊侬，不任其苦，面停垢，背恶寒，小便遗而不知。此上中下三阳真气俱虚欲竭，哕呕不止，胃虚之极也。脉沉厥紧而涩，按之空虚。若脉洪大而涩，按之无力，犹为中寒之证，况按之空虚者乎！按之不鼓，是为阴寒，乃气血俱虚之极也。

茴香五钱　黑附子炮制，去皮脐　良姜各七钱　当归一两

上四味锉如麻豆大，以上等好酒一升半同煮，至酒尽，焙干。

炙甘草　苦楝生用　丁香各五钱　木香　升麻各一钱　柴胡二钱　炒黄盐　全蝎各三钱　延胡索四钱

上与前四味药同为细末，酒煮面糊为丸，如梧桐子大。每服五七十丸，空心淡醋汤下。忌油腻、冷物、酒、湿面。

固真丸

治白带久下不止，脐腹冷痛，阴中亦然，目中溜火，视物䀮䀮然无所见，齿皆恶

热饮，痛须得黄连细末擦之乃止，惟喜干食，大恶汤饮。此病皆寒湿乘其胞内，故喜干而恶湿；肝经阴火上溢走于标，故上壅而目中溜火；肾水侵肝而上溢，致目䀮䀮无所见；齿恶热饮者，是阳明经中伏火也。治法当大泻寒湿，以丸药治之。故曰：寒在下焦治宜缓，大忌汤散。以酒制白石脂、白龙骨，以枯其湿；炮干姜大热辛泻寒水；以黄柏之大寒为因用，又为乡导。故云：古者虽有重罪，不绝人之后。又为之伏其所主，先其所因之意，又泻齿中恶热饮也。以柴胡为本经之使，以芍药五分导之；恐辛热之药大甚，损其肝经，故微泻之；以当归身之辛温，大和其血脉，此用药之法备矣。

黄柏酒洗　白芍药各五分　柴胡　白石脂各一钱，火烧赤，水飞，细研，日干　白龙骨酒煮，日干，水飞为末　当归酒洗，各二钱　干姜四钱，炮

上件除龙骨、白石脂水飞研外，同为细末，水煮面糊为丸，如鸡头仁大，日干。

空心，多用白沸汤下。无令胃中停滞，待少时以早饭压之，是不令热药犯胃。忌生冷、硬物、酒、湿面。

乌药汤

治妇人血海疼痛。

当归　甘草　木香各五钱　乌药一两　香附子二两，炒

上㕮咀，每服五钱，水二大盏，去柤温服，食前。

助阳汤一名升阳燥湿汤

治白带下，阴户中痛，控心而急痛，身黄皮缓，身重如山，阴中如冰。

生黄芩　橘皮各五分　防风　高良姜　干姜　郁李仁　甘草各一钱　柴胡一钱三分　白葵花七朵

上锉如麻豆大，分作二服，每服水二大盏，煎至一盏，去柤，食前稍热服。

水府丹

治妇人久虚积冷，经候不行，癥瘕癖块，腹中暴痛，面有鼾黯，黧黑羸瘠。

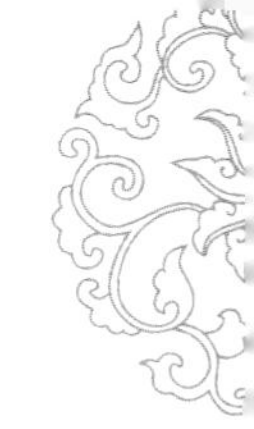

硇砂纸隔，沸汤淋熬取　红豆各五钱　桂心另为末　木香　干姜各一两　砂仁二两　经煅花蕊石研，一两五钱　斑蝥一百个，去头翅　生地黄汁　童子小便各一升　腊月狗胆七枚　芫蜻三百个，去头足，糯米一升炒米黄，去米不用

上九味为细末，同三汁熬为膏，和丸如鸡头大，朱砂为衣。每服一丸，温酒细嚼，食前服，米饮亦可。孕妇不可服。

丁香胶艾汤

治崩漏不止，盖心气不足，劳役及饮食不节所得，经隔少时，其脉二尺俱弦紧洪，按之无力。其证自觉脐下如冰，求厚衣被，以御其寒，白带白滑之物多，间有如屋漏水下，时有鲜血，右尺脉时微洪也。

熟地黄　白芍药各三分　川芎　丁香各四分　阿胶六分　生艾叶一钱　当归一钱二分

上川芎为细末，当归酒洗，锉熟地黄、丁香为细末，艾亦锉，都作一服，水二大盏，先煎五味作一盏零二分，去租，入胶再上火，煎至一大盏，带热空心服之。

黄芪当归人参汤

丁未仲冬，郭大方来说，其妻经水暴崩不止，先曾损身失血，自后一次缩一十日而来，今次不止。其人心窄性急多惊，以予料之，必因心气不足，饮食不节得之，大方曰无。到彼诊得掌中寒，脉沉细而缓，间而沉数，九窍微有不利，四肢无力，上喘气短促，口鼻气皆不调。果有心气不足，脾胃虚弱之证，胃脘当心而痛，左胁下缩急有积，当脐有动气，腹中鸣，下气，大便难，虚证极多，不能尽录。拟先治其本，余证可以皆去，安心定志，镇坠其经，调和脾胃，大益元气，补其血脉，令养其神。以大热之剂去其冬寒凝在皮肤内，少加生地黄去命门相火，不令四肢痿弱。

黄连一分　生地黄三分　炒神曲　橘皮　桂枝各五分　草豆蔻仁六分　黄芪　人参　麻黄不去节，各一钱　当归身一钱五分　杏仁五个，另研如泥上㕮咀，作二服，水二大盏半，煎麻黄令沸，去沫，煎至二盏，入诸药同煎至一大盏，于巳午之间食消尽服之，一服立止。其胃脘痛，乃胃上有客寒，与大热药草豆蔻丸一十五丸，白汤送下，其痛立止。再与肝之积药，除其积之根源而愈。

当归芍药汤

治妇人经脉漏下不止，其色鲜红。时值七月处暑之间，先因劳役，脾胃虚弱，气短气逆，自汗不止，身热闷乱，恶见饮食，非惟不入，亦不思食，沉懒困倦，四肢无力，大便时泄。后再因心气不足，经脉再下不止，惟觉气下脱，其元气逆上全无，惟觉心腹中气下行，气短少不能言，是无力以言，非懒语也，此药主之。

柴胡二分　炙甘草　生地黄各三分　橘皮不去白　熟地黄各五分　黄芪一钱五分　苍术泔浸，去皮　当归身　白芍药　白术各二钱

上十味㕮咀，如麻豆大，分作二服，水二盏半，煎至一盏，去租，稍热空心服之。

柴胡调经汤

治经水不止，鲜红，项筋急，脑痛，脊骨强痛。

炙甘草　当归身　葛根各三分　独活　藁本　升麻各五分　柴胡七分　羌活　苍术各一钱　红花少许

上锉如麻豆大，都作一服，水四大盏，煎至一盏，去租，空心稍热服，取微汗立止。

一妇人经候凝结，黑血成块，左厢有血瘕，水泄不止，谷有时不化，后血块暴下，并水俱作，是前后二阴有形血脱竭于下。既久，经候犹不调，水泄日见三两行，食罢烦心，饮食减少，甚至瘦弱。东垣老人曰：夫圣人治病，必本四时升降浮沉之理，权变之宜，必先岁气，无伐天和，无盛无虚，遗人夭殃，无致邪，无失正，绝人长命。故仲景云：阳盛阴虚，下之则愈，汗之则死；阴盛阳虚，汗之即愈，下之即死。大抵圣人立法，且如升阳或发散之剂，是助

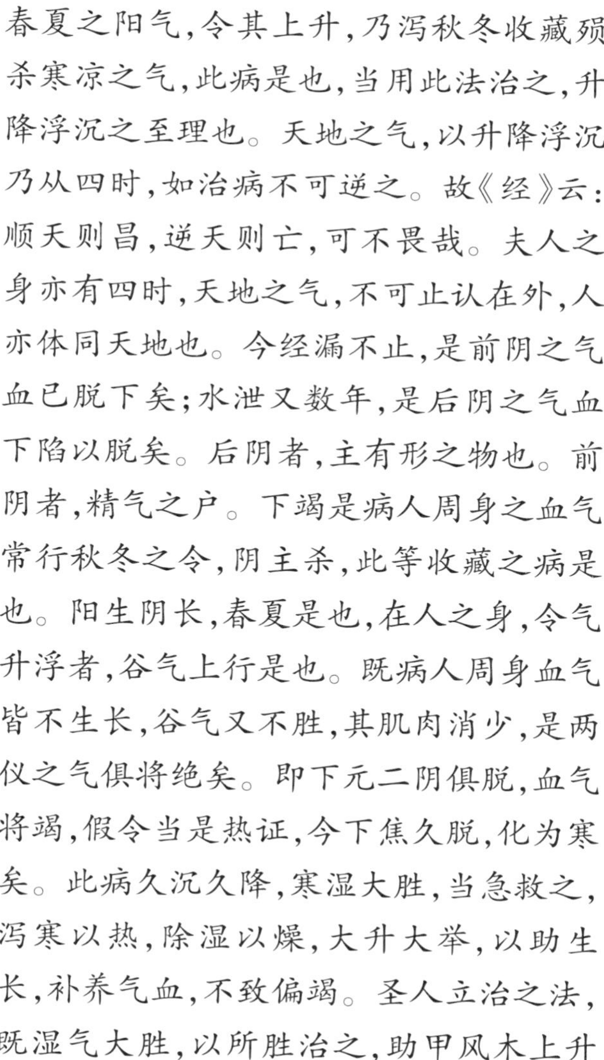

春夏之阳气，令其上升，乃泻秋冬收藏殒杀寒凉之气，此病是也，当用此法治之，升降浮沉之至理也。天地之气，以升降浮沉乃从四时，如治病不可逆之。故《经》云：顺天则昌，逆天则亡，可不畏哉。夫人之身亦有四时，天地之气，不可止认在外，人亦体同天地也。今经漏不止，是前阴之气血已脱下矣；水泄又数年，是后阴之气血下陷以脱矣。后阴者，主有形之物也。前阴者，精气之户。下竭是病人周身之血气常行秋冬之令，阴主杀，此等收藏之病是也。阳生阴长，春夏是也，在人之身，令气升浮者，谷气上行是也。既病人周身血气皆不生长，谷气又不胜，其肌肉消少，是两仪之气俱将绝矣。即下元二阴俱脱，血气将竭，假令当是热证，今下焦久脱，化为寒矣。此病久沉久降，寒湿大胜，当急救之，泻寒以热，除湿以燥，大升大举，以助生长，补养气血，不致偏竭。圣人立治之法，既湿气大胜，以所胜治之，助甲风木上升是也。故《经》云风胜湿，是以所胜平之也。当先调和胃气，次用白术之类，以燥其湿而滋元气；如其不止，后用风药以胜湿。此便是大举大升，以助春夏二湿之久陷下之至治也。

益胃升阳汤

血脱益气，古圣人之法也。先补胃气以助生发之气，故曰阳生阴长，诸甘药为之先务。举世皆以为补，殊不知甘能生血，此阳生阴长之理也。故先理胃气，人之身内，胃气为宝。

柴胡　升麻各五分　炙甘草　当归身酒洗　陈皮各一钱　人参去芦，有嗽去之　炒神曲各一钱五分　黄芪二钱　白术三钱　生黄芩少许

上㕮咀，每服二钱，水二大盏，煎至一盏，去柤，稍热服。

如腹中痛，每服加白芍药三分、中桂少许。

如渴或口干，加葛根二分，不拘时候。

升阳举经汤

治经水不止，如右尺脉按之空虚，是气血俱脱，大寒之证。轻手其脉数疾，举指弦紧或涩，皆阳脱之证，阴火亦亡，见热证于口鼻眼，或渴，此皆阴躁阳欲先去也。当温之、举之、升之、浮之、燥之，此法当大升浮血气，切补命门之下脱也。

肉桂去皮，盛夏勿用，秋冬用　白芍药　红花各五分　细辛六分　人参去芦　熟地黄　川芎各一钱　独活根　黑附子炮制，去皮脐　炙甘草各一钱五分　羌活　藁本去土　防风各二钱　白术　当归　黄芪　柴胡各三钱　桃仁十个，汤浸，去皮尖，细研

上㕮咀，每服三钱，若病势顺，当渐加至五钱，每服水三盏，煎至一盏，空心热服。

半产误用寒凉之药论

妇人分娩及半产漏下，昏冒不省，瞑目无所知觉，盖因血暴亡，有形血去，则心神无所养。心与包络者，君火、相火也，得

血则安，亡血则危。火上炽，故令人昏冒；火胜其肺，瞑目不省人事，是阴血暴去，不能镇抚也。血已亏损，往往用滑石、甘草、石膏之类，乃辛甘大寒之药，能泻气中之热，是血亏泻气，乃阴亏泻阳，使二者俱伤，反为不足虚劳之病。昏迷不省者，上焦心肺之热也，此无形之热，用寒凉之药，驱令下行，岂不知上焦之病，悉属于表，乃阴证也，汗之则愈，今反下之，幸而不死，暴亏气血，生命岂能久活？又不知《内经》有说：病气不足，宜补不宜泻。但瞑目之病，悉属于阴，宜汗不宜下。又不知伤寒郁冒，得汗则愈，是禁用寒凉药也。分娩、半产，本气不病，是暴去其血，亡血补血，又何疑焉？补其血则神昌，常时血下降亡，今当补而升举之，心得血而养，神不昏矣。血若暴下，是秋冬之令大旺，今举而升之，以助其阳，则目张神不昏迷矣。今立一方，补血养血，生血益阳，以补手足厥阴之不足也。

全生活血汤

红花三分　蔓荆子　细辛各五分　生地黄夏月多加之　熟地黄各一钱　藁本　川芎各一钱五分　防风诸阳既陷，何以知之，血下脱故也　羌活　独活　炙甘草　柴胡去苗　当归身酒洗　葛根各二钱　白芍药　升麻各三钱

上㕮咀，每服五钱，水二盏，煎至一盏，去租，食前稍热服。

当归附子汤

治脐下冷痛，赤白带下。

当归二分　炒盐三分　蝎梢　升麻各五分　甘草六分　柴胡七分　黄柏少许，为引用　附子一钱　干姜　良姜各一钱

上为粗末，每服五钱，水五盏，煎至一盏，去租，稍热服。或为细末，酒面糊为丸亦可。

调经补真汤

冬后一月，微有地泥冰泮，其白带再来，阴户中寒，一服立止。

独活　干姜炮　藁本　防风　苍术各

二分　麻黄不去节　炙甘草　人参去芦　当归身　白术　生黄芩　升麻各五分　黄芪七分　良姜　泽泻　羌活各一钱　柴胡四钱　杏仁二个　桂枝少许　白葵花七朵，去萼

上㕮咀，除黄芩、麻黄各另外，都作一服，先以水三大盏半，煎麻黄一味令沸，掠去沫，入余药同煎至一盏零七分，再入生黄芩，煎至一盏，空心服之。候一时许，可食早饭。

坐药龙盐膏

茴香三分　枯矾五分　良姜　当归梢　酒防己　木通各一钱　丁香　木香　川乌炮，各一钱五分　龙骨　炒盐　红豆　肉桂各二钱　厚朴三钱　延胡索五钱　全蝎五个

上为细末，炼蜜为丸，如弹子大。绵裹留系在外，纳丸药阴户内，日易之。

胜阴丹

为上药力小，再取三钱，内加行性热药项下。

柴胡　羌活　枯白矾　甘松　升麻

各二分　川乌头　大椒　三柰子各五分　蒜七分　破故纸八分，与蒜同煮，焙干，称　全蝎三个　麝香少许

上为细末，依前法用。

回阳丹

羌活　全蝎　升麻根　甘松各二分　草乌头　水蛭炒，各三分　大椒　三柰子　荜茇　枯矾各五分　柴胡　川乌各七分　炒黄盐为必用之药，去之则不效　破故纸　蒜各一钱　虻虫三个，去翅足，炒

上为极细末，依前制用。脐下觉暖为效。

柴胡丁香汤

治妇人年三十岁，临经先腰脐痛，甚则腹中亦痛，经缩三两日。

生地黄二分　丁香四分　当归身　防风　羌活各一钱　柴胡一钱五分　全蝎一个

上件都作一服，水二盏，煎至一盏，去柤，食前稍热服。

延胡苦楝汤

治膝下冷撮痛，阴冷大寒，白带下。

黄柏一分，为引用　延胡索　苦楝子各二分　附子炮　肉桂各三分　炙甘草五分　熟地黄一钱

上都作一服，水二大盏，煎至一盏，食前服。

桂附汤

治白带腥臭，多悲不乐，大寒。

黄柏为引用　知母各五分　肉桂一钱　附子三钱

上㕮咀，都作一服，水二盏，煎至一盏，去柤，食远热服。

如少食常饱，有时似腹胀夯闷，加白芍药五分。

如不思饮食，加五味子二十个。

如烦恼，面上如虫行，乃胃中元气极虚，加黄芪一钱五分、人参七分、炙甘草、升麻各五分。

人参补气汤

治四肢懒倦，自汗无力。

丁香末二分　生甘草梢　炙甘草各三分　生地黄　白芍药各五分　熟地黄六分　人参　防风　羌活　黄柏　知母　当归身　升麻各七分　柴胡一钱　黄芪一钱五分　全蝎一个　五味子二十个

上锉如麻豆大，都作一服，水二盏，煎至一盏，去租，空心稍热服。

黄芪白术汤

治妇人四肢沉重，自汗，上至头，际颈而还，恶风，头痛，躁热。

细辛三分　吴茱萸　川芎各五分　柴胡　升麻各一钱　当归身一钱五分　黄柏酒洗　炙甘草　羌活各二钱　五味子三钱　白术　人参各五钱　黄芪一两

上㕮咀，每服五钱，水二大盏，生姜五片，煎至一盏，去租，食前热服。

如腹中痛不快，加炙甘草一钱；汗出不止，加黄柏一钱。

白术茯苓汤

治胃气弱，身重有痰，恶心欲吐，是风邪羁绊于脾胃之间，当先实其脾胃。

白术　白茯苓　半夏各一两　炒曲二钱　麦蘖面五分，炒

上㕮咀，每服五钱，水二大盏，入生姜五片，煎至一盏，去柤，不拘时服。

增味四物汤

治妇人血积。

当归　川芎　芍药　熟地黄　京三棱　干漆炒燥烟尽　肉桂去皮　广茂各等分[①]

上为粗末，每服五钱，水二大盏，煎至一盏，去柤，食前稍热服。

补经固真汤

白文举正室，白带常漏久矣，诸药不效，诊得心包尺脉微，其白带下流不止。叔和云：崩中日久，为白带漏下多，时血水枯。言崩中者，始病血崩，久则血少，复亡其阳，故白滑之物下流不止，是本部血海

① 等分：《东垣十书》本作“四分”。

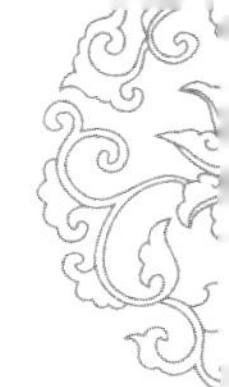

将枯，津液复亡，枯干不能滋养筋骨。以本部行经药为引用，为使；以大辛甘油腻之药润其枯燥，而滋益津液；以大辛热之气味药补其阳道，生其血脉；以苦寒之药泄其肺而救上；热伤气，以人参补之，以微苦温之药为佐而益元气。

白葵花去萼，研烂，四分[1]　甘草炙　郁李仁去皮尖，研泥　柴胡各一钱　干姜细末　人参各二钱　生黄芩细研，一钱　陈皮留皮，五分

上件除黄芩外，以水三盏，煎至一盏七分，再入黄芩同煎至一盏，去租，空心热服，少时以早饭压之。

温卫补血汤

治耳鸣，鼻不闻香臭，口不知谷味，气不快，四肢困倦，行步欹侧，发脱落，食不下，膝冷阴汗，带下，喉中吤吤，不得卧，口舌益干，太息，头不可以回顾，项筋紧，脊强痛，头旋眼黑，头痛欠嚏。

生地黄　白术　藿香　黄柏各一分

---

① 四分：《济生拔萃》本作“六十个”。

牡丹皮　苍术　王瓜根　橘皮　吴茱萸各二分　当归身二分半　柴胡　人参　熟甘草　地骨皮各三分　升麻四分　生甘草五分　黄芪一钱二分　丁香一个　桃仁三个　葵花七朵

上㕮咀，作一服，用水二大盏，煎至一盏，去柤，食前热服。

立效散

治妇人血崩不止。

当归　莲花心　白绵子　红花　茅花各一两

上锉如豆大，白纸裹定，泥固，炭火烧灰存性，为细末。

如干血气，研血竭为引，好温酒调服，加轻粉一钱。

如血崩不止，加麝香为引，好温酒调服。

四圣散

治妇人赤白带下。

川乌炮制　生白矾各一钱　红娘子三个

斑蝥十个

炼蜜为丸，如皂子大，绵裹坐之。

温经除湿汤

十月霜冷后，四肢无力，乃痿厥，湿热在下焦也。醋心者，是浊气不下降，欲为满也。合眼麻木作者，阳道不行也。恶风寒者，上焦之分，皮肤中气不行也。开目不麻者，目开助阳道，故阴寒之气少退也。头目眩晕者，风气下陷于血分，不得伸越而作也，近火则有之。

黄连一分　柴胡　草豆蔻　神曲炒　木香各二分　麻黄不去节　独活　当归身　黄柏各一分　升麻五分　羌活七分　炙甘草　人参　白术　猪苓　泽泻各一钱　黄芪　橘皮　苍术各二钱　白芍药三钱

上锉如麻豆大，分作二服，水二盏，煎至一盏，食远服。治支节沉重疼痛无力之圣药也。

补气升阳和中汤

李正臣夫人病，诊得六脉中俱得弦洪

缓相合,按之无力。弦在上,是风热下陷入阴中,阳道不行。其证闭目则浑身麻木,昼减而夜甚,觉而开目则麻木渐退,久则绝止。常开其目,此证不作,惧其麻木不敢合眼,致不得眠,身体皆重,时有痰嗽,觉胸中常似有痰而不利,时烦躁,气短促而喘,肌肤充盛,饮食不减,大小便如常。惟畏其麻木不敢合眼为最苦,观其色脉,形病相应而不逆。《内经》曰:阳盛瞋[①]目而动,轻;阴病闭目而静,重。又云:诸脉皆属于目。《灵枢经》云:开目则阳道行,阳气遍布周身;闭目则阳道闭而不行,如昼夜之分。知其阳衰而阴旺也。且麻木为风,三尺之童皆以为然,细校之则有区别耳。久坐而起亦有麻木,为如绳缚之久,释之觉麻作而不敢动,良久则自已。以此验之,非有风邪,乃气不行。主治之当补其肺中之气,则麻木自去矣。如经脉中阴火乘其阳分,火动于中为麻木

① 瞋:原作"瞑",据《东垣十书》本改。

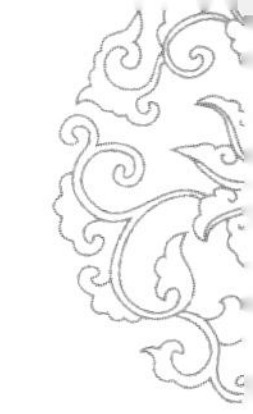

也，当兼去其阴火则愈矣。时痰嗽者，秋凉在外、在上而作也，当以温剂实其皮毛。身重脉缓者，湿气伏匿而作也，时见躁作，当升阳助气益血，微泻阴火与湿，通行经脉，调其阴阳则已矣。非五脏六腑之本有邪也。此药主之。

生甘草去肾热　酒黄柏泻火除湿　白茯苓除湿导火　泽泻除湿导火　升麻行阳助经　柴胡各一钱　苍术除湿补中　草豆蔻仁益阳退外寒，各一钱五分　橘皮　当归身　白术各二钱　白芍药　人参各三钱　佛耳草　炙甘草各四钱　黄芪五钱

上㕮咀，每服五钱，水二盏，煎至一盏，去柤，食远服之。

麻黄桂枝升麻汤

治妇人先患浑身麻木，睡觉有少减，开目则已而全愈。又证已痊，又因心中烦恼，遍身骨节疼，身体沉重，饮食减少，腹中气不运转。

木香　生姜各一分　桂枝　半夏　陈

皮　草豆蔻仁　厚朴　黑附子　黄柏各二分　炙甘草　升麻　白术　茯苓　泽泻各三分　黄芪　麻黄不去节　人参各五分

上都作一服，水二盏，煎至一盏，去柤，食远服之。

兰室秘藏卷中终

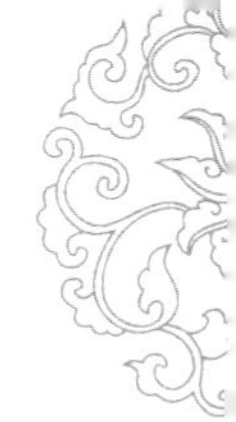

兰室秘藏卷下

大便结燥门

大便结燥论

《金匮真言论》云：北方黑色，入通[1]肾，开窍于二阴，藏精于肾。又云：肾主大便，大便难者取足少阴。夫肾主五液，津液盛则大便如常。若饥饱失节，劳役过度，损伤胃气，及食辛热味厚之物而助火邪，伏于血中，耗散真阴，津液亏少，故大便结燥。然结燥之病不一，有热燥，有风燥，有阳结，有阴结，又有年老气虚，津液不足而结燥者。治法云：肾恶[2]燥，急食辛以润之。结者散之。如少阴不得大便，以辛润之；太阴不得大便，以苦泄之。阳

① 通：此下《素问·金匮真言论》有"于"字。

② 恶：《素问·藏气法时论》作"苦"。

结者散之，阴结者温之。仲景云：小便利而大便硬，不可攻下，以脾约丸润之。食伤太阴，腹满而食不化，腹响然不能大便者，以苦药泄之。如血燥而不能大便者，以桃仁、酒制大黄通之。风结燥而大便不行者，以麻子仁加大黄利之。如气涩而大便不通者，以郁李仁、枳实、皂角仁润之。大抵治病必究其源，不可一概用巴豆、牵牛之类下之，损其津液，燥结愈甚，复下复结，极则以至导引于下而不通，遂成不救。噫，可不慎哉！

通幽汤

治大便难，幽门不通，上冲吸门不开，噎塞，不便燥秘，气不得下，治在幽门，以辛润之。

炙甘草　红花各一分　生地黄　熟地黄各五分　升麻　桃仁泥　当归身各一钱

上都作一服，水二大盏，煎至一盏，去柤，调槟榔细末五分，稍热食前服之。

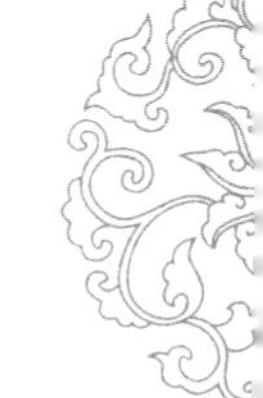

润燥汤

升麻　生地黄各二钱　熟地黄　当归梢　生甘草　大黄煨　桃仁泥　麻仁各一钱　红花五分

上除桃仁、麻仁另研如泥外，锉如麻豆大，都作一服，水二盏，入桃仁、麻仁泥，煎至一盏，去柤，空心稍热服。

润肠丸

治脾胃中伏火，大便秘涩或干燥，闭塞不通，全不思食，乃风结血秘，皆令闭塞也。以润燥、和血、疏风，自然通利矣。

桃仁汤浸，去皮尖　麻仁各一两　当归梢　大黄煨　羌活各一钱

上除桃仁、麻仁另研如泥外，捣为极细末，炼蜜为丸，如梧桐子大。每服三五十丸，空心，白汤下。

如病人不大便，为大便不通而涩，其邪盛者，急加酒洗大黄以利之。

如血燥而大便燥干者，加桃仁、酒洗大黄。

如风结燥，大便不行者，加麻仁、大黄。

如风湿而大便不行，加煨皂角仁、大黄、秦艽以利之。

如脉涩，觉身痒气涩而大便不通者，加郁李仁、大黄以除气燥。

如寒阴之病，为寒结闭而大便不通者，以《局方》中半硫丸或加煎附子干姜汤，冰冷与之，其病虽阴寒之证，当服阳药补之。若大便不通者，亦当十服中与一服药微通其大便，不令结闭，乃治之大法。

若病人虽是阴证，或是阴寒之证，其病显躁，脉实坚，亦宜于阳药中少加苦寒之药，以去热躁，躁止勿加。

如阴躁欲坐井中者，其二肾脉按之必虚，或沉细而迟，此易为辨耳。知有客邪之病，亦当从权加药以去之。

麻黄白术汤

治大便不通，五日一遍，小便黄赤，浑身肿，面上及腹尤甚，其色黄麻木，身重如山，沉困无力，四肢痿软，不能举动，喘促，唾清水，吐哕，痰唾白沫如胶，时躁热发，欲去衣，须臾热过，振寒，项额有时如冰，额寒尤甚，头旋眼黑，目中溜火，冷泪，鼻不闻香臭，少腹急痛，当脐有动气，按之坚硬而痛。

青皮去腐　酒黄连各一分　酒黄柏　橘红　甘草炙半　升麻各二分　黄芪　人参　桂枝　白术　厚朴　柴胡　苍术　猪苓各三分　吴茱萸　白茯苓　泽泻各四分　白豆蔻　炒曲各五分　麻黄不去节，五钱　杏仁四个

上㕮咀，分作二服，水二大盏半，先煎麻黄令沸，去沫，再入诸药，同煎至一盏，去租，稍热食远服。

此证宿有风湿热伏于荣血之中，其木火乘于阳道为上盛。元气短少，上喘，为阴火伤其气，四肢痿。在肾水之间，乃所胜之病。今正遇冬寒得时，乘其肝木，又实其母，肺金克火凌木，是大胜必有大复。

其证善恐，欠，多嚏，鼻中如有物，不闻香臭，目视䀮䀮，多悲健忘，少腹急痛，通身黄，腹大胀，面目肿尤甚，食不下，痰唾涕有血，目眦疡，大便不通，并宜此药治之。

升阳汤一名升阳泻湿汤

治膈咽不通，逆气里急，大便不行。

青皮　槐子各二分　生地黄　熟地黄　黄柏各三分　当归身　甘草梢各四分　苍术五分　升麻七分　黄芪一钱[①]　桃仁十个，另研

上㕮咀，如麻豆大，都作一服，入桃仁泥，水二大盏，煎至一盏，去柤，稍热食前服。

活血润燥丸

治大便风秘、血秘，常常燥结。

当归梢一钱　防风三钱　大黄湿纸裹煨　羌活各一两　皂角仁烧存性，去皮，一两五钱，其性得湿则滑，湿滑则燥结自除　桃仁二两，研如泥　麻仁二两五钱，研如泥

上除麻仁、桃仁另研如泥外，为极细

① 苍术……黄芪一钱：原缺，据集成本补。

末，炼蜜为丸，如梧桐子大。每服五十丸，白汤下。三两服后，须以苏麻子粥，每日早晚食之，大便日久不能结燥也。以磁器盛之，纸封无令见风。

润肠汤

治大肠结燥不通。

生地黄　生甘草各一钱[1]　大黄煨　熟地黄　当归梢　升麻　桃仁　麻仁各一钱　红花三分

上㕮咀，水二盏，煎至一盏，去租，食远温服。

小便淋闭门

小便淋闭论

《难经》云：病有关有格，关则不得小便。又云：关无出之谓，皆邪热为病也。分在气、在血而治之，以渴与不渴而辨之。如渴而小便不利者，是热在上焦肺之分，

---

① 各一钱：《东垣十书》本作“各二钱”。

故渴而小便不利也。夫小便者，是足太阳膀胱经所主也，长生于申。申者，西方金也，肺合生水。若肺中有热，不能生水，是绝其水之源。《经》云：虚则补其母，宜清肺而滋其化源也，故当从肺之分，助其秋令，水自生焉。又如雨、如露、如霜，皆从天而降下也，乃阳中之阴，明秋气自天而降下也。且药有气之薄者，乃阳中[1]之阴，是感秋清肃杀之气而生，可以补肺之不足，淡味渗泄之药是也。茯苓、泽泻、琥珀、灯心、通草、车前子、木通、瞿麦、扁蓄之类以清肺之气，泄其火，资水之上源也。如不渴而小便不通者，热在下焦血分，故不渴而大燥，小便不通也。热闭于下焦者，肾也，膀胱也，乃阴中之阴，阴受热邪，闭塞其流。易上老云：寒在胸中，遏绝不入，热在下焦，填塞不便，须用感北方寒水之化，气味俱阴之药，以除其热，泄其闭

① 中：原作“明”，据文义改。

塞。《内经》云[1]：无阳则阴无以生，无阴则阳无以化。若服淡渗之药，其性乃阳中之阴，非纯阳之剂，阳无以化，何能补重阴之不足也。须用感地之水运而生太苦之味，感天之寒气而生大寒之药[2]，此气味俱阴，乃阴中之阴也。大寒之气，人禀之生膀胱；寒水之运，人感之生肾。此药能补肾与膀胱。受阳中之阳，热火之邪而闭其下焦，使小便不通也。夫用大苦寒之药，治法当寒因热用。又云：必伏其所主，而先其所因，其始则气同，其终则气异也。

通关丸一名滋肾丸

治不渴而小便闭，热在下焦血分也。

黄柏去皮，锉，酒洗，焙　知母锉，酒洗，焙干，各一两　肉桂五分

上为细末，熟水为丸，如梧桐子大。每服一百丸，空心白汤下。顿两足，令药

---

①《内经》云：按此下所引乃《素问》王冰之注文。

② 药：此与本句“气”字原倒置，据上下文义改正。

易下行故也。如小便利，前阴中如刀刺痛，当有恶物下为验。

清肺饮子

治渴而小便闭涩不利，邪热在上焦气分。

灯心一分　通草二分　泽泻　瞿麦　琥珀各五分　扁蓄木通各七分　车前子炒，一钱　茯苓去皮，二钱　猪苓去皮，三钱

上为粗末，每服五钱，水一盏半，煎至一盏，稍热食远服。或《局方》八正散、五苓散，亦宜服之。

导气除燥汤

治小便闭塞不通，乃血涩致气不通而窍涩也。

茯苓去皮　滑石炒黄，各二钱　知母细锉，酒洗　泽泻各三钱　黄柏去皮，酒洗，四钱

上㕮咀，每服五钱，水三盏，煎至一盏，去柤，稍热空心服。

如急闭，不拘时服。

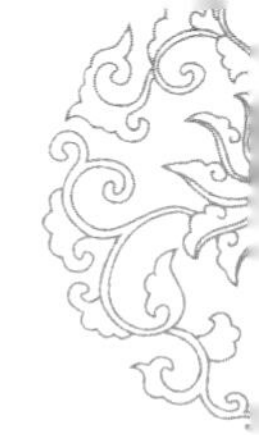

肾疸汤

治肾疸目黄，甚至浑身黄，小便赤涩。

羌活　防风　藁本　独活　柴胡各五分　升麻五钱

治肾疸目黄、浑身黄。

白茯苓二分　泽泻三分　猪苓四分　白术五分　苍术三钱

治小便赤涩。

黄柏二分　人参三分　葛根五分　神曲六分　甘草三钱

上锉如大豆大，分作二服，水三盏，煎至一盏，去柤，稍热食前服。

痔漏门

痔漏论

《内经》曰：因而饱食，筋脉横解，肠澼为痔。夫大肠庚也，主津，本性燥，清肃杀之气，本位主收，其所司行津，以从足阳明，旺则生化万物者也。足阳明为中州之土，若阳衰亦殒杀万物，故曰万物生于土而归于土者是也。以手阳明大肠司其化焉，既在西方本位，为之害蜚司杀之府。因饱食行房，忍泄，前阴之气归于大肠，木乘火势而侮燥金，故火就燥也，大便必闭。其疾甚者，当以苦寒泻火，以辛温和血润燥、疏风止痛，是其治也。以秦艽、当归梢和血润燥；以桃仁润血；以皂角仁除风燥；以地榆破血；以枳实之苦寒补肾，以下泄胃实；以泽泻之淡渗，使气归于前阴，以补清燥，受胃之湿邪也；白术之苦甘，以苦补燥气之不足，其甘味以泻火而益元气也。故曰甘寒泄火，乃假枳实之寒也。古人用药，为下焦如渎，又曰在下者引而竭之，多为大便秘涩，以大黄推去之，其津血益不足，以当归和血及油润之剂，大便自然软利矣。宜作锉汤以与之，是下焦有热，以急治之之法也。以地榆酸苦而坏胃，故宿食消尽，空心作丸服之。

秦艽白术丸

治痔疾，并痔漏有脓血，大便燥硬而作疼，痛不可忍。

秦艽去芦　桃仁汤浸，去皮尖　皂角仁烧存性，各一两　当归梢酒浸　泽泻　枳实麸炒黄　白术各五钱　地榆三钱

上为细末，和桃仁泥研匀，煎热汤打面糊为丸，如鸡头仁大，令药光滑，焙干。每服五七十丸，白汤下，空心服，待少时以美膳压之。忌生冷硬物、冷水冷菜之类，并湿面、酒及辣辛热大料物之类，犯之则药无验也。

秦艽苍术汤

治痔疾若破，谓之痔漏，大便秘涩，必作大痛。此由风热乘食饱不通，气逼大肠而作也。受病者燥气也，为病者胃湿也，胃刑大肠则化燥火，以乘燥热之实，胜风附热而来，是湿热风燥四气而合。故大肠头成块者，湿也；作大痛者，风也。若大便燥结者，主病兼受火邪，热结不通也。去

此四者，其西方肺主诸气，其体收下，亦助病为邪，须当破气药兼之，治法全矣。以锉汤与之，其效如神。

秦艽去芦　桃仁汤浸，去皮，另研　皂角仁烧存性，另研，各一钱　苍术制　防风各七分　黄柏去皮，酒浸，五分　当归梢酒洗　泽泻各三分　梭身槟榔一分，另研　大黄少许，虽大便过涩亦不可多用

上除槟榔、桃仁、皂角仁三味外，余药㕮咀，如麻豆大，都作一服，水三盏，煎至一盏二分，去租。入槟榔等三味末，再上火煎至一盏，空心热服。待少时以美膳压之，不犯胃气也。服药日忌生冷硬物及酒、湿面、大料物、干姜之类，犯之则其药无效。

如有白脓，加白葵花头五朵去萼心、青皮半钱不去白，入正药中同煎。木香三分为细末，同槟榔等三味依前煎服饵。古人治此疾多以岁月除之，此药一服则愈。

七圣丸

治大肠疼痛不可忍。叔和云：积气生于脾脏旁，大肠疼痛阵难当，渐交稍泻三焦火，莫谩多方立纪纲。

羌活一两　郁李仁汤浸，去皮，另研，一两五钱　大黄八钱，煨　槟榔　桂去皮　木香　川芎各五钱

上除郁李仁另研入外，共为细末，炼蜜为丸，如梧桐子大。每服三五十丸，白汤下，食前。取大便微利，一服而愈。切禁不得多利大便，其痛滋甚。

秦艽防风汤

治痔漏，每日大便时发疼痛，如无疼痛者，非痔漏也，此药主之。

秦艽　防风　当归身　白术各一钱五分　炙甘草　泽泻各六分　黄柏五分　大黄煨　橘皮各三分　柴胡　升麻各二分　桃仁三十个　红花少许

上锉如麻豆大，都作一服，水三盏，煎至一盏，去租，稍热空心服之。避风寒，忌

房事、酒、湿面、大辛热物。

秦艽羌活汤

治痔漏成块下垂，不任其痒。

羌活一钱二分　秦艽　黄芪各二钱　防风七分　升麻　炙甘草　麻黄　柴胡各五分　藁本三分　细辛少许　红花少许

上锉如麻豆大，都作一服，水二盏，煎至一盏，去柤，空心服之。忌风寒处大小便。

当归郁李仁汤

治痔漏大便硬，努出大肠头，下血，苦痛不能忍。

郁李仁　皂角仁各一钱　枳实七分　秦艽　麻仁　当归梢　生地黄　苍术各五分　大黄煨　泽泻各三分

上锉如麻豆大，除皂角仁另为末，水三盏，煎至一盏，去柤，入皂角仁末调，空心食前服之。忌如前。

红花桃仁汤

治痔漏经年，因而饱食，筋脉横解，肠

澼为痔。治法当补北方，泻中央。

黄柏一钱五分　生地黄一钱　泽泻八分　苍术六分　当归梢　防己　防风梢　猪苓各五分　麻黄二分　红花半分　桃仁十个

上锉如麻豆大，水三盏，煎至一盏，去柤，稍热食前服之。忌如前。

秦艽当归汤

治痔漏，大便结燥疼痛。

大黄煨，四钱　秦艽　枳实各一钱　泽泻　当归梢　皂角仁　白术各五分　红花少许　桃仁二十个

上都作一服，水三盏，煎至一盏，去柤，食前热服。忌如前。

阴痿阴汗门

阴痿阴汗及臊臭论

一富者前阴臊臭，又因连日饮酒，腹中不和，求先师治之。曰：夫前阴者，厥阴肝之脉络循阴器，出其挺末。凡臭者，心

之所主，散入五方为五臭，入肝为臊，此其[1]一也。当于肝经中泻行间，是治其本；后于心经中泻少冲，乃治其标。如恶针，当用药除之。酒者，气味俱阳，能生里之湿热，是风湿热合于下焦为邪。故《经》云：下焦如渎。又云：在下者引而竭之。酒是湿热之水，亦宜决前阴以去之。

龙胆泻肝汤

治阴部时复热痒及臊臭。

柴胡梢　泽泻各一钱　车前子　木通各五分　生地黄　当归梢　草龙胆各三分

上锉如麻豆大，都作一服，水三盏，煎至一盏，去柤，空心稍热服，便以美膳压之。此药柴胡入肝为引，用泽泻、车前子、木通淡渗之味利小便，亦除臊气，是名在下者引而竭之；生地黄、草龙胆之苦寒，泻酒湿热；更兼车前子之类以撤肝中邪气；肝主血，用当归以滋肝中血不足也。

---

① 其：原作“共”，据文义改。

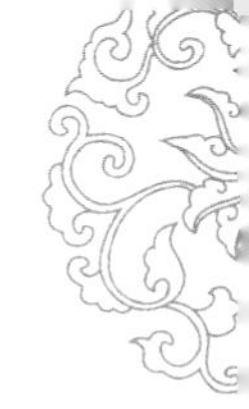

清震汤

治小便溺黄，臊臭淋沥，两丸如冰，阴汗浸多。

羌活　酒黄柏各一钱　升麻　柴胡　苍术　黄芩各五分　泽泻四分　麻黄根　猪苓　防风各三分　炙甘草　当归身　藁本各二分　红花一分

上锉如麻豆大，都作一服，水二盏，煎至一盏，去柤，临卧服。大忌酒、湿面。

固真汤一名正元汤

治两丸冷，前阴痿弱，阴汗如水，小便后有余滴，尻臀并前阴冷，恶寒而喜热，膝下亦冷。

升麻　羌活　柴胡各一钱　炙甘草　草龙胆　泽泻各一钱五分　黄柏　知母各二钱

上锉如麻豆大，分作二服，水二盏，煎至一盏，去柤，空心稍热服，以早饭压之。

清魂汤一名柴胡胜湿汤

治两外肾冷，两髀阴汗，前阴痿，阴囊

湿痒臊气。

柴胡　生甘草　酒黄柏各二钱　升麻　泽泻各一钱五分　当归梢　羌活　麻黄根　汉防己　草龙胆　茯苓各一钱　红花少许　五味子二十个

上锉如麻豆大，分作二服，水二盏，煎至一盏，去柤，食前稍热服。忌酒、湿面、房事。

椒粉散

治前阴两丸湿痒痛，秋冬甚，夏月减。

肉桂二分　川椒　当归梢　猪苓各三分　蛇床子　黑狗脊各五分　麻黄根一钱　轻粉少许　红花少许　斑蝥两枚

上为末，干糁上。避风寒冷湿处坐卧。

补肝汤

治前阴冰冷并阴汗，两脚痿弱无力。

黄芪七分　炙甘草五分　升麻　猪苓各四分　白茯苓　葛根　人参各三分　柴胡　羌活　陈皮　连翘　当归身　黄柏炒

泽泻　苍术　曲末　知母　防风各二分

上锉如麻豆大，都作一服，水二大盏，煎至一盏，去粗，空心稍热服。忌酒、湿面。

温肾汤

治面色痿黄，脚痿弱无力，阴汗。

柴胡　麻黄根各六分　白茯苓　白术　酒黄柏　猪苓　升麻各一钱　苍术　防风各一钱五分　泽泻二钱

上分作二服，每服水二大盏，煎至一盏，去粗，食前稍热服，一时辰许方食。

延胡丁香丸一名丁香疝气丸

治脐下撮急疼痛，并周身皆急痛，小便频数及五脉急，独肾脉按之不急，皆虚无力，名曰肾疝。

羌活三钱　当归　茴香各二钱　延胡索　麻黄根节　肉桂各一钱　丁香　木香　甘草　川乌头各五分　防己三分　蝎十三个

上为细末，酒煮面糊为丸，如鸡头大。每服五十丸，空心，盐白汤服。

泻痢门

诃子皮散

癸卯冬，白枢判家一老仆，面尘脱色，神气特弱，病脱肛日久，服药未验，复下赤白脓痢，作里急后重，白多赤少，不任其苦，以求其治。曰：此非肉食膏粱，必多蔬食，或饮食不节，天气已寒，衣盖犹薄[①]，不禁而肠头脱下者，寒也。真气不禁，形质不收，乃血滑脱也。此乃寒滑气泄不固，故形质下脱也。当以涩去其脱而除其滑，微酸之味，固气上收，以大热之剂而除寒补阳，以补气之药升阳益气。

御米壳去蒂萼，蜜炒　橘皮各五分　干姜炮，六分　诃子煨，去核，七分

上为细末，都作一服，水二盏，煎至一盏，和柤，空心热服。

升麻补胃汤

治宿有阳明血证，因五月间大热吃

① 薄：此下《东垣试效方》有“寒侵形体”四字。

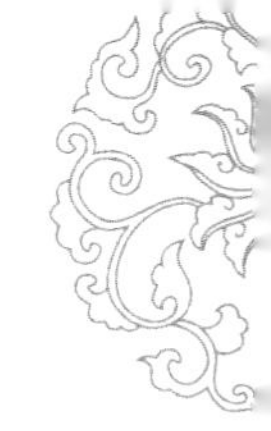

杏，肠澼下血，唧远散漫如筛，腰沉沉然，腹中不痛，血色紫黑，病名湿毒肠游，属阳明少阳经血证也。

白芍药一钱五分　升麻　羌活　黄芪各一钱　生地黄　熟地黄　独活　牡丹皮　炙甘草　柴胡　防风各五分　当归身　葛根各三分　肉桂少许

上锉如麻豆大，分作二服，每服水二盏，煎至一盏，去租，食前稍热服。

升阳去热和血汤

治肠澼下血，另作一泒[1]，其血唧出有力而远射，四散如筛，肠中血下行，腹中大作痛，乃阳明气冲，热毒所作也，当升阳去湿热，和血脉，是其治也。

橘皮二分　熟地黄　当归身　苍术　秦艽　肉桂各三分　生地黄　牡丹皮　生甘草各五分　升麻七分　熟甘草　黄芪各一钱　白芍药一钱五分

上㕮咀，都作一服，水四盏，煎至一

① 泒：音义同“派”。

盏，去租，空心稍热服，立效。

益智和中汤

治肠澼下血，或血色紫黑，腹中痛，腹皮恶寒，右手关脉弦，按之无力，而喜热物熨之，内寒明矣。

肉桂一分　桂枝四分　牡丹皮　柴胡　葛根　益智仁　半夏各五分　当归身　炙甘草　黄芪　升麻各一钱　白芍药一钱五分　干姜少许

上为粗末，都作一服，水三盏，煎至一盏，去租，食后温服。

芍药柏皮丸

治湿热恶痢，血痢频并，窘痛，无问脓血，并皆治之。

芍药　黄柏各一两　当归　黄连各五钱

上为末，饭为丸，如鸡头大。每服五七十丸，食前，米饮汤下，忌油腻、酒、湿面等物。

和中益胃汤

治太阴阳明腹痛，大便常泄，若不泄

即秘而难见，在后传作湿热毒，下鲜红血，腹中微痛，胁下急缩，脉缓而洪弦，中下得之，按之空虚。

苏木一分　藁本　益智仁各二分　熟地黄　炙甘草各三分　当归身四分　柴胡　升麻各五分

上㕮咀，都作一服，水二盏，煎至一盏，去柤，空心温服。

槐花散

治肠澼下血，湿毒下血。

川芎四分　槐花　青皮　荆芥穗　熟地黄　白术各六分　当归身　升麻各一钱

上为细末，每服三钱，米饮汤调下，食前。忌酒、湿面、生冷硬物。

茯苓汤

治因伤冷饭水泄，一夜走十行，变作白痢，次日其痢赤白，腹中㽲痛，减食，热躁，四肢沉困无力。

生黄芩三分　当归身四分　肉桂　炙甘草各五分　猪苓　茯苓各六分　泽泻一钱

芍药一钱五分　苍术　生姜　升麻　柴胡各二钱

上㕮咀，如麻豆大，分作二服，每服水二盏，煎至一盏，去柤，稍热食前服之。

黄芪补胃汤

治一日大便三四次，溏而不多，有时作泄，腹中鸣，小便黄。

黄芪　柴胡　当归身　益智　橘皮各三分　升麻六分　炙甘草二钱　红花少许

上㕮咀，都作一服，水二盏，煎至一盏，去柤，稍热食前服之。

升阳除湿汤

自下而上者，引而去之。

苍术一钱　柴胡　羌活　防风　升麻　神曲　泽泻　猪苓各五分　炙甘草　陈皮　麦蘖面各三分

上都作一服，水二盏，煎至一盏，去柤，空心服之。

如胃寒肠鸣，加益智仁、半夏各五分，生姜三片，枣一枚同煎，至非肠鸣不得用。

人参益胃汤

治头闷，劳动则微痛，不喜饮食，四肢怠惰，躁热短气，口不知味，腹鸣，大便微溏，身体昏闷，觉渴，不喜冷物。

黄芪　甘草　当归梢　益智各二分　人参　黄芩　柴胡　半夏　白术各三分　陈皮　升麻各五分　苍术一钱五分　红花少许

上都作一服，水二盏，煎至一盏，去柤，稍热食前服之。

升麻补胃汤

治因内伤，服牵牛、大黄，食药泄泻过多，腹中大痛。

甘草七分　升麻　柴胡　草豆蔻　黄芪各五分　半夏三分　当归身　干姜各二分　红花少许

上都作一服，水二盏，煎至一盏，去柤，稍热食远服之。

疮疡门

散肿溃坚汤

治马刀疮，结硬如石，或在耳下至缺盆中，或肩上，或于胁下，皆手足少阳经中；及瘰疬遍于颏，或至颊车，坚而不溃，在足阳明经中所出；或二证疮已破，流脓水，并皆治之。

黄芩八钱，酒洗，炒[1]一半，生用一半　草龙胆酒洗，各炒四遍　瓜蒌根锉碎，酒洗　黄柏酒制　酒知母　桔梗　昆布各五钱　柴胡四钱　炙甘草　京三棱酒洗　广茂酒洗，炒　连翘各三钱　葛根　白芍药　当归梢　黄连各二钱　升麻六分

上㕮咀，每服六钱，水二盏零八分，先浸多半日，煎至一盏，去柤，食后热服。于卧处伸足在高处，头低垂，每含一口作十次咽。服毕，依常安卧，取药在膈上停蓄故也。另攒半料作细末，炼蜜为丸，如绿

① 炒：原无，据集成本补。

豆大，每服百余丸，用此药汤留一口送下。或加海藻五钱炒，亦妙。

升阳调经汤

治瘰疬绕颈，或至颊车，此皆由足阳明胃经中来。若疮深远，隐曲肉底，是足少阴肾经中来，乃戊脾传于癸肾，是夫传于妻，俱作块子坚硬，大小不等，并皆治之，或作丸亦可。

升麻八钱　葛根　草龙胆酒制　黄芩酒制　广茂酒洗，炒　京三棱酒洗，炒　炙甘草　黄连酒洗　连翘　桔梗各五钱　生黄芩四钱　当归梢　芍药各三钱　黄柏酒炒，二钱　知母酒洗，炒，一两

上另称一半作末，炼蜜为丸，如绿豆大，每服百余丸；一半作㕮咀，每服五钱，若能食，大便硬，可旋加至七八钱，水二盏，先浸半日，煎至一盏，去柤，临卧热服。足高去枕仰卧，噙一口作十次咽之，留一口在后送下丸药，服毕，其卧如常。

连翘散坚汤

治耳下或至缺盆、或肩上生疮，坚硬如石，动之无根，名曰马刀，从手足少阳经中来也。或生两胁，或已流脓，作疮未破，并皆治之。

柴胡一两二钱　草龙胆酒洗四次　土瓜根酒制，各一两　黄芩酒炒二次，七钱　当归梢　生黄芩　广茂　京三棱同广茂酒炒　连翘　芍药各五钱　炙甘草三钱　黄连酒炒二次　苍术各二钱

上另称一半为细末，炼蜜为丸，如绿豆大，每服百余丸；一半㕮咀，每服五钱，水二盏，先浸多半日，煎至一盏，去柤，临卧热服。去枕仰卧，每口作十次咽之，留一口送下丸药，服毕卧如常。更以后药涂之。

龙泉散

龙泉粉炒　瓦粉　广茂　京三棱酒洗，炒　昆布各五钱

上同为细末，煎热水调涂之，用此药

去疾尤速。

救苦化坚汤

治瘰疬、马刀挟瘿。从耳下或耳后下颈至肩上，或入缺盆中，乃手足少阳之经分；其瘰疬在颏下，或至颊车，乃足阳明之经分，受心脾之邪而作也。今将二证合而治之。

黄芪一钱，护皮毛，实腠理虚，及活血脉生血，亦疮家圣药也。又能补表，实元气之弱也

人参三分，补肺气之药也，如气短不调及喘者加之

炙甘草五分，能调中和诸药，泻火益胃气，亦能去疮邪

真漏芦　升麻各一钱　葛根五分，此三味，俱足阳明本经药也

连翘一钱，此一味，十二经疮中之药，不可无者，能散诸血结气聚，此疮家之神药也

牡丹皮三分，去肠胃中留滞宿血

当归身　生地黄　熟地黄各三分，此三味，诸经中和血、生血、凉血药也

白芍药三分，如夏月倍之，其味酸，其气寒，能补中

益肺之虚弱，治腹中痛必用之，冬寒则不可用

肉桂二分，大辛热，能散结积，阴证疮疡须当少用之，此寒因热用之意，又为寒阴覆盖其疮，用大辛热以消浮冻之气。如有烦躁者去之

柴胡八分，功同连翘，如疮不在少阳经则去之

黍粘子三分，无肿不用

羌活一钱　**独活**　**防风**各五分，此三味，必关手足太阳证，脊痛项强，不可回视，腰似折，项似拔者是也。其防风一味辛温，若疮在膈，虽无手足太阳经证亦当用之，为能散结，去上部风邪，病人身拘急者风也

昆布二分，其味大咸，若疮坚硬结，硬者宜用，咸能软坚

京三棱煨，二分　**广茂**煨，三分，此二味，若疮坚硬甚者用之，如不坚硬勿用

益智仁二分，如唾多者，胃不和也，或病人吐沫、吐食、胃上寒者加之，无则去之

大麦蘖面一钱，治腹中缩急，兼能消食补胃

神曲末炒黄色，二分，为食不消化故也

黄连去须，三分，以治烦闷

黄柏炒，三分，如有热，或腿脚无力加；如有躁烦欲去衣者，肾中伏火也，更宜加之，无此证勿用

厚朴三钱二分，姜制，如腹胀者加之，无则勿用

上为细末，汤浸蒸饼和丸[1]，捻作饼子，日干，捣如米粒大。每服三钱，白汤下。

如气不顺，加橘皮，甚者加木香少许，量病人虚实，临时斟酌与之，无令药多，妨其饮食，此治之大法也。

如止在阳明分为瘰疬者，去柴胡、黍粘子二味，余皆用之。

如在少阳分为马刀挟瘿者，去独活、漏芦、升麻、葛根，更加瞿麦穗三分。

如本人素气弱，其病势来时气盛而不短促者，不可考其平素，宜作气盛而从病变之权也，宜加黄芩、黄连、黄柏、知母、防己之类，视邪气在上中下三处：假令在上焦，加黄芩一半酒洗，一半生用；在中焦，加黄连一半酒洗，一半生用；在下焦，则加酒制黄柏、知母、防己之类，选而用之。

如本人大便不通而滋其邪盛者，加酒

① 丸：《济生拔萃》本作“匀”。

制大黄以利。

如血燥而大便燥干者，加桃仁、酒制大黄二味。

如风结燥不行者，加麻仁、大黄。

如风涩而大便不行，加煨皂角仁、大黄、秦艽以利之。

如脉涩，觉身痒气涩而大便不通者，加郁李仁、大黄，以除气燥也。

如阴寒之病，为寒结闭而大便不通，以《局方》中半硫丸，或加煎附子、干姜，冰冷与之。

大抵用药之法，不惟疮疡一说，诸疾病量人素气弱者，当去苦寒之药，多加人参、黄芪、甘草之类，泻火而先补其元气，余皆仿此。

柴胡连翘汤

治男子妇人马刀疮。

中桂三分　当归梢二钱五分　黍粘子二钱　炙甘草　酒黄柏　生地黄各三钱　柴胡　黄芩炒　酒知母　连翘各五钱　瞿麦

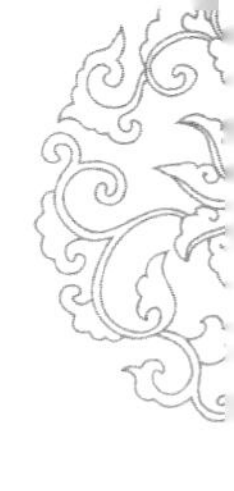

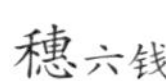

穗六钱

上锉如麻豆大，每服五钱[1]，水二大盏，煎至一盏，去租，稍热食后服之。

黍粘子汤

治耳痛生疮。

昆布　苏木　生甘草　蒲黄　草龙胆各一分　黍粘子　连翘　生地黄　当归梢　黄芩　炙甘草　黄连各二分　柴胡　黄芪各三分　桔梗三钱　桃仁三个　红花少许

上锉如麻豆大，都作一服，水二盏，煎至一盏，去租，稍热食后服。忌寒药利大便。

净液汤一名连翘防风汤

治皮肤痒，腋下疮，背上疮，耳聋耳鸣。

桂枝二分　连翘　生地黄　桔梗　升麻　甘草各五分　当归梢七分　麻黄　草豆蔻仁　羌活　防风　柴胡　苍术各一钱　酒黄芩一钱　红花少许

① 钱：原缺，据集成本补。

上锉如麻豆大，都作一服，水二盏，煎至一盏，去柤，食后热服。

消肿汤

治马刀疮。

黍粘子炒　黄连各五分　当归梢　甘草各一钱　瓜蒌根　黄芪各一钱五分　生黄芩　柴胡各二钱　连翘三钱　红花少许

上㕮咀，每服五钱，水二盏，煎至一盏，去柤，稍热食后服。忌酒、湿面。

内托羌活汤

治足太阳经中左右尺脉俱紧，按之无力，尻臀生痈坚硬，肿痛大作。

肉桂三分　连翘　炙甘草　苍术　橘皮各五分　当归梢　防风　藁本各一钱　黄芪一钱五分　黄柏酒制　羌活各二钱

上㕮咀，都作一服，水二盏，酒一盏，煎至一盏，去柤，稍热空心服。以夹衣盖痈上，使药力行罢，去盖之衣。

升麻托里汤

治妇人两乳间出黑头疮，疮顶陷下作

黑眼子，其脉弦洪，按之细小。

黄柏二分　肉桂三分　黍粘子五分　黄芪　炙甘草　当归身各一钱　连翘　升麻　葛根各一钱五分

上㕮咀，都作一服，水一大盏，酒半盏，同煎至一盏，去柤，稍热食后服。

内托黄芪汤

贾德茂小男，于左大腿近膝股内出附骨痈，不辨肉色，漫肿，皮泽木硬，疮势甚大。其左脚乃肝之脾土[1]也，更在足厥阴肝经之分，少侵足太阴脾经之分，其脉左三部细而弦，按之洪缓微有力，此药主之。

生地黄一分　黄柏二分　肉桂三分　羌活五分　当归梢七分半　土瓜根酒制　柴胡梢各一钱　连翘一钱三分　黄芪二钱

上㕮咀，都作一服，酒一盏，水二盏，煎至一盏，去柤，空心热服。

柴胡通经汤

治小儿项侧有疮，坚而不溃，名曰马

① 脾土：集成本作“髀上”。

刀疮。

柴胡　连翘　当归梢　生甘草　黄芩　黍粘子　京三棱　桔梗各二分　黄连五分　红花少许

上锉如麻豆大，都作一服，水二大盏，煎至一盏，去租，稍热食后服。忌苦药泄大便。

白芷升麻汤

尹老家素贫寒，形志皆苦，于手阳明大肠经分出痈，幼小有癞疝，其臂外皆肿痛，在阳明。左右寸脉皆短，中得之俱弦，按之洪缓有力。此痈得自八风之变，以脉断之，邪气在表。其证大小便如故，饮食如常，腹中和，口知味，知不在里也；不恶风寒，止热躁，脉不浮，知不在表也。表里既和，邪气在经脉之中。《内经》云：凝于经络为疮痈。其痈出身半已上，放风从上受之，故知是八风之变为疮者也。故治其寒邪，调其经脉中血气，使无凝滞而已。

炙甘草一分　升麻　桔梗各五分　白芷

七分　当归梢　生地黄各一钱　生黄芩一钱五分　酒黄芩　连翘　黄芪各二钱　中桂少许　红花少许

上㕮咀，分作二服，酒水各一大盏半，同煎至一盏，去租，稍热临卧服，一服而愈。

保生救苦散

治火烧或热油烙，及脱肌肉者。

生寒水石　大黄火煨　黄柏油炒，各等分

上为细末，用油调涂之，或干用此药涂之，其痛立止，日近完复，永无破伤风之患。

一上散

治诸般疥癣必效。

雄黄通明、手呵破者　黑狗脊　蛇床子炒　熟硫黄各五钱　寒水石六钱　斑蝥十三个，去翅足毛，研碎

上另研雄黄、硫黄、寒水石如粉，次入斑蝥，和蛇床子、黑狗脊为细末，同研匀。先洗疥癣，令汤透去痂，油调，手中擦热，

以鼻中嗅三两次，擦上，可一上即愈。

如痛甚及肿满高起者，加寒水石一倍。

如不苦痒，只加黑狗脊。

如微痒，只加蛇床子。

如疮中有虫，加雄黄。

如喜火炙汤浴者，加硫黄。

圣愈汤

治诸恶疮，血出多而心烦不安，不得睡眠，亡血故也，以此药主之。

生地黄　熟地黄　川芎　人参各三分　当归身　黄芪各五分

上㕮咀，如麻豆大，都作一服，水二大盏，煎至一盏，去柤，稍热无时服。

独圣散

治汤泡破，火烧破，疮毒疼痛。

生白矾

上为细末，芝麻油调，扫疮破处，不拘时候。

黄芪肉桂柴胡酒煎汤

治附骨痈，坚硬漫肿，不辨肉色，行步作痛，按之大痛。

黄芪　当归梢各二钱　柴胡一钱五分　黍粘子炒　连翘　肉桂各一钱　升麻七分　炙甘草　黄柏各五分

上㕮咀，好糯酒一大盏半，水一大盏半，同煎至一大盏，去柤，空心温服，少时便以早饭压之，不致大热上攻中上二焦也。

杂　病　门

安神丸

治心神烦乱，怔忡，兀兀欲吐，胸中气乱而热，有似懊憹之状，皆膈上血中伏火，蒸蒸然不安。宜用权衡法以镇阴火之浮越，以养上焦之元气。《经》云：热淫所胜，治以甘寒，以苦泻之。以黄连之苦寒去心烦、除湿热为君，以甘草、生地黄之甘寒泻火补气、滋生阴血为臣，以当归补血不足，以朱砂纳浮留之火而安神明也。

黄连一钱五分，酒洗　朱砂一钱，水飞　酒生地黄　酒当归身　炙甘草各五分

上件除朱砂水飞外，捣四味为细末，同和匀，汤浸蒸饼为丸，如黍米大。每服十五丸，津唾咽下，食后。

朱砂安神丸

治心烦懊侬，心乱怔忡，上热，胸中气乱，心下痞闷，食入反出。

朱砂四钱　黄连五钱　生甘草二钱五分

上为末，汤浸蒸饼为丸，如黍米大。每服十丸，食后津唾咽下。

补气汤

治皮肤间有麻木，乃肝气不行故也。

白芍药　橘皮不去白，各一两五钱　炙甘草　黄芪各一两　泽泻五钱

上㕮咀，每服一两，水二盏，煎至一盏，去柤，温服。

当归补血汤

治妇人肌热，躁热，目赤面红，烦渴引

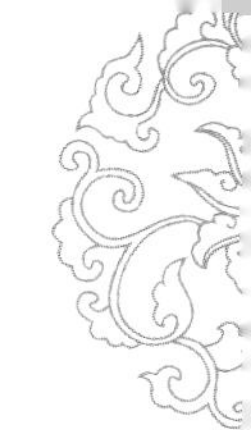

饮，昼夜不息，其脉洪大而虚，重按全无。《内经》曰：脉虚血虚，脉实血实。又云血虚发热，证象白虎，惟脉不长实为辨也，若误服白虎汤必死。此病得之于饥困劳役。

黄芪一两　当归身二钱，酒制

上㕮咀，都作一服，水二盏，煎至一盏，去柤，稍热空心服。

柴胡升麻汤

治男子妇人四肢发热，肌热，筋骨热，表热如火燎，以手扪之烙人手，夫四肢者，属脾土也。热伏地中，此病多因血虚而得之，又有胃虚过食冷物，郁遏阳气于脾土之中，此药主之。

升麻　葛根　独活　羌活　白芍药　人参各五钱　炙甘草　柴胡各三钱　防风二钱五分　生甘草二钱

上㕮咀，每服五钱，水二大盏，煎至一盏，去柤热服。忌寒冷之物。

火郁汤

治五心烦热，是火郁于地中。四肢

者，脾土也。心火下陷于脾土之中，郁而不得伸，故《经》云：火郁则发之。

升麻　葛根　柴胡　白芍药各一两　防风　甘草各五钱

上㕮咀，每服五钱，水二大盏，入连须葱白三寸，煎至一盏，去柤，稍热，不拘时候服。

小黄丸

化痰涎，和胃气，除湿，治胸中不利。

黄芩一两　半夏姜汤制　白术各五钱　陈皮　青皮去白　黄芪各三钱　泽泻二钱　干姜一钱五分

上为末，汤浸蒸饼为丸，如绿豆大。每服五十丸，食远温水下。

黄芩利膈丸

除胸中热，利膈上痰。

生黄芩　炒黄芩各一两　半夏　黄连　泽泻各五钱　南星　枳壳　陈皮各三钱　白术二钱　白矾五分

上为末，汤浸蒸饼为丸，如梧桐子大。

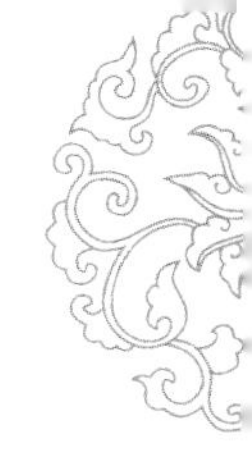

每服三五十丸，食远温水下。忌酒、湿面。

补益肾肝丸

治目中流火，视物昏花，耳聋耳鸣，困倦乏力，寝汗恶风，行步不正，两足欹侧，卧而多惊，脚膝无力，腰以下消瘦。

柴胡　羌活　生地黄　苦参炒　防己炒，各五分　附子　肉桂各一钱　当归身二钱

上为细末，熟水为丸，如鸡头仁大。每服五十丸，食前温水下。

太阳经嚏药

防风二分　羌活三分　红豆二个

上为细末，鼻内嗃之。

麻黄茱萸汤

治胸中痛，头痛，食减少，咽嗌不利，右寸脉弦急。

麻黄　羌活各五分　吴茱萸　黄芪　升麻各三分　黄芩　当归　黄柏　藁本各二分　川芎　蔓荆子　柴胡　苍术　黄连　半夏各一分　细辛少许　红花少许

上锉如麻豆大，都作一服，水二盏，煎至一盏，去柤，稍热服，食后。

黄芪汤

治表虚，恶风寒。

黄芪五钱　甘草三钱　香白芷二钱五分　藁本　升麻各二钱　草豆蔻　橘皮各一钱五分　麻黄　当归身各一钱　莲花青皮七分　柴胡六分　黄柏少许

上㕮咀，每服五钱，水二盏，煎至一盏，去柤，不拘时服。

除湿补气汤一名清神补气汤

治两腿麻木，沉重无力，多汗喜笑，口中涎下。身重如山，语声不出，右寸脉洪大。

升麻六钱　苍术四钱　酒黄柏　柴胡　黄芪各三钱　酒知母　藁本　生甘草　当归各二钱　五味子　陈皮各一钱五分

上锉如麻豆大，每服五钱，水二盏，煎至一盏，去柤，空心服之，待少时以早饭压之。

参归汤

补气血俱不足。

黄芪七分　甘草　生地黄各五分　柴胡　草豆蔻仁　升麻各四分　当归身三分　熟地黄　人参各二分　益智仁少许　红花少许

上锉如麻豆大，都作一服，水二盏，煎至一盏，去柤，食远服。

升阳汤

治阳蹻痼疾，足太阳经寒，恐则气下行，宜升阳气。

炙甘草五钱　麻黄不去节　防风各八钱　羌活一两五钱

上㕮咀，每服五钱，水二盏，煎至一盏，去柤，稍热空心服之。

自汗门①

自汗论

或问：湿之与汗为阴乎？为阳乎？

① 门：原缺，据目录补。

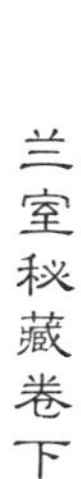

曰：西南坤土也，在人则为脾胃也。人之汗犹天地之雨也，阴滋其湿则为雾露、为雨也，阴湿下行，地之气也，汗多则亡阳，阳去则阴胜也。甚为寒中，湿胜则音声如从瓮中出，湿若中水也。相法家有说：土音如居深瓮里。言其壅也、远也、不出也，以明其湿，审矣。又知此二者亦为阴寒也。《内经》云：气虚则外寒，虽见热中，蒸蒸为汗，终传大寒。知始为热中，表虚亡阳，不任外寒，终传寒中，多成痹寒矣。色以候天，脉以候地，形者乃候地之阴阳也，故以脉气候之，皆有形无形之可见者也。

调①卫汤

治湿胜自汗，补卫气虚弱，表虚不任风寒。

黄芪　麻黄根各一钱　羌活七分　生甘草　当归梢　生黄芩　半夏姜制，各五分　麦门冬　生地黄各三分　猪苓二分　苏木

① 调：原作“周”，据目录改。

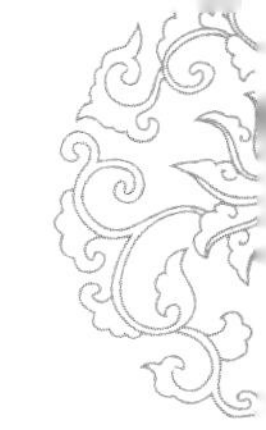

红花各一分　五味子七个

上锉如麻豆大，都作一服，水二盏，煎至一盏，去柤，稍热服。

中风证必自汗，不得重发其汗，故禁麻黄而根节也。

清燥汤

治六月七月间湿令大行，子能令母实而热旺，湿热相合，必刑庚大肠，寒冷以救之，燥金受湿热之邪，绝寒水生化之源，源绝则肾亏，痿厥之病大作，腰已下痿软、瘫痪不能动，行步不正，两足欹侧，此药主之。

黄芪一钱五分　橘皮　白术　泽泻各五分　人参　白茯苓　升麻各三分　炙甘草　麦门冬　当归身　生地黄　神曲末　猪苓各二分　柴胡　酒黄柏　黄连　苍术各一分　五味子九个

上锉如麻豆大，每服五钱，水二盏，煎至一盏，去柤，空心热服。

当归六黄汤

治盗汗之圣药也。

当归　生地黄　熟地黄　黄柏　黄芩　黄连各等分　黄芪加倍

上为粗末，每服五钱，水二盏，煎至一盏，食前服，小儿减半服之。

红豆散

治头重如山，此湿气在头也。

麻黄根炒，五钱　苦丁香五分　羌活炒　连翘炒，各三分　红豆十个

上为细末，鼻内嗃之。

活血通经汤

灵寿县董监军，癸卯冬大雪时，因事到真定，忽觉有风气暴至。诊候得六脉俱弦甚，按之洪实有力。其证手挛急，大便秘涩，面赤热，此风寒始至，加于身也。四肢者，脾也，以风寒之邪伤之，则搐急而挛痹，乃风淫末疾而寒在外也。《内经》曰寒则筋挛，正谓此也。本人素饮酒，内有实热，乘于肠胃之间，故大便秘涩而面赤

热，内则手足阳明受邪，外则足太阴脾经受风寒之邪。用桂枝、甘草以却其寒邪，而缓其急搐；又以黄柏之苦寒滑以泻实而润燥，急救肾水；用升麻、葛根以升阳气，行手足阳明之经，不令遏绝；更以桂枝辛热，人手阳明之经为引用；润燥复以芍药；甘草专补脾气，使不受风寒之邪而退木邪，专益肺金也；加人参以补元气为之辅佐；加当归身去里急而和血润燥。此药主之。

芍药五分　升麻　葛根　人参　当归身　炙甘草各一钱　酒黄柏　桂枝各二钱

上锉如麻豆大，都作一服，水二大盏，煎至一盏，热服，不拘时。令暖房中近火，摩搓其手。

泻荣汤

治疠风满面连头，极痒不任，眉毛脱落。先砭其处，令恶气消尽，后服此药。

连翘　升麻各六分　桔梗五分　生黄芩　生地黄各四分　黄芪　苏木　黄连　地龙

全蝎　当归各三分　白豆蔻　人参各二分　甘草一分半　梧桐泪一分　麝香少许　桃仁三个　虻虫去翅足，炒，三个　水蛭三个，炒令烟尽

上锉如麻豆大，除连翘、梧桐泪、白豆蔻另为细末，麝香、虻虫、水蛭三味同为细末，都作一服，水二盏，酒一盏，入连翘煎至一盏，去柤，再入白豆蔻二味并麝香等，再煎至七分，稍热，早饭后、午饭前服之。忌酒、湿面、生冷硬物。

人参益气汤

治两手指麻木，四肢困倦，怠惰嗜卧，乃热伤元气也。

黄芪八钱　生甘草　人参各五钱　白芍药三钱　柴胡二钱五分　炙甘草　升麻各二钱　五味子一百四十个

上㕮咀，分作四服，每服水二盏，煎至一盏，去柤，稍热食远服。

导气汤

治两腿麻木沉重。

黄芪八钱　甘草六钱　青皮四钱　升麻

柴胡　当归梢　泽泻各二钱　橘皮一钱　红花少许　五味子一百二十个

上㕮咀，分作四服，每服水二大盏，煎至一盏，去柤，食前热服。

补中汤

治面黄汗多，目赤，四肢沉重，减食，腹中时时痛，咳嗽，两手寸脉短，右手脉弦细兼涩，关脉虚。

升麻　柴胡　当归各二分　神曲三分，炒　泽泻四分　大麦蘖面　苍术各五分　黄芪二钱五分　炙甘草八分　红花少许　五味子二十个

上㕮咀，分作二服，水二盏，煎至一盏，去柤，食远服。

麻黄苍[1]术汤

治秋冬每夜五更嗽，连声不绝，乃至天晓日高方缓，口苦，两胁下痛，心下痞闷，卧而多惊，筋挛，肢节疼痛，痰唾涎沫，日晚神昏，呵欠，不进饮食。

① 苍：原作"分"，据目录改。

麻黄八钱　苍术五钱　黄芪一钱五分　草豆蔻六分　柴胡　羌活各五分　生甘草　当归梢　防风各四分　炙甘草　黄芩各三分　五味子九个

上㕮咀，分作二服，水二盏，煎至一盏，稍热临卧服。

上清汤

清利头目，宽快胸膈。

人参　蔓荆子各五分　防风一钱　葛根一钱五分　黄芪三钱　甘草四钱

上㕮咀，分作二服，水二盏，煎至一盏，去柤，临卧热服。以夹衣盖覆，不语须臾，汗出为效。

术桂汤一名麻黄苍术汤

治寒湿所客，身体沉重，胃脘痛，面色痿黄。

苍术二钱　麻黄　炒神曲　橘皮　白茯苓　泽泻各一钱　桂枝　半夏　草豆蔻仁　猪苓各五分　黄芪三分　炙甘草二分　杏仁十个

上都作一服，水二盏，生姜五片，煎至一盏，去租，食前热服。

正气汤

治盗汗。

炒黄柏　炒知母各一钱五分　炙甘草五分

上为粗末，作[1]一服，水二盏，煎至一盏，食前温服。

趁痛丸

治打扑闪损，腰痛不可忍。

乳香　没药各一[2]钱　白芮苣子一两，炒黄　乌梅一个　白粟米一抄，炒黄

上为细末，炼蜜为丸，如弹子大。每服一丸，细嚼，温酒空心下。

退热汤

治表中虚热，或遇夜则甚。

黄芪一钱　柴胡七分　生甘草　黄连酒制　黄芩　芍药　地骨皮　生地黄去血热

① 作：原作“生”，据集成本改。

② 一：原缺，据集成本补。

苍术各五分　当归身　升麻各三分

上㕮咀，作一服，水二盏，煎至一盏，去柤，食远温服。如身体力困者，加麦门冬、五味子各五分，人参、甘草各一钱。

解表升麻汤

治遍身壮热，骨节疼痛。

升麻　羌活　苍术各一钱　防风八分　柴胡　甘草各七分　当归　藁本各五分　橘皮三分　冬加麻黄不去节　春加麻黄去节

上㕮咀，作一服，水二盏，煎至一盏，去柤温服。后以葱醋汤发之，得微汗为效。

天麻黄芪汤

治表有风证，因连日酣饮，其证复来，右口角并眼颇有侧视，及左手左脚腿麻木疼痛。

天麻　芍药　神曲炒　羌活肢节不痛去之　茯苓各三分　人参　黄连各四分　当归五分　黄芪　甘草　升麻　葛根　黄柏　苍术各六分　泽泻七分　柴胡九分

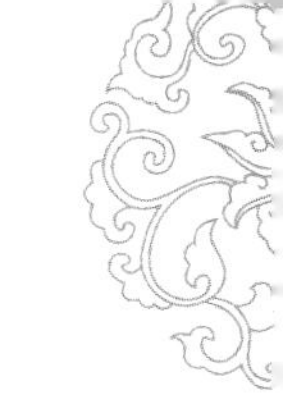

上吹咀，作一服，水二盏，煎至一盏，去柤，食远温服。或加猪苓六分。

健步丸

治膝中无力，伸而不得屈，屈而不能伸，腰背腿膝沉重，行步艰难。

防己酒洗，一两　羌活　柴胡　滑石炒　炙甘草　瓜蒌根酒洗，各五钱　泽泻　防风各三钱　苦参酒洗　川乌各一钱　肉桂五分

上为细末，酒糊为丸，如梧桐子大。每服七十丸，煎愈风汤下，空心服。

白术除湿汤

治午后发热，背恶风，四肢沉重，小便或多或少，黄色。此药又治汗后发热。

白术一两　生地黄炒　地骨皮　泽泻　知母各七钱　赤茯苓　人参　炙甘草　柴胡各五钱

上为粗末，每服五钱，水二盏，煎至一盏，去柤，食远温服。

如小便快利，减茯苓、泽泻一半。

如有刺痛，一料药中加当归身酒洗，

七钱。

加味四君子汤

治久疟，热多寒少不止。

白术　白茯苓　人参　甘草　柴胡　薄荷叶　黄芩各等分

上㕮咀，每服五钱，水二盏，生姜三片，枣一枚，煎至一盏，去柤，不拘时候服。

泻血汤

治发热昼少而夜多，太阳经中尤甚，昼病则在气，夜病则在血，是足太阳膀胱血中浮热，微有气也。既病人大小便如常，知邪气不在脏腑，是无里证也。外无恶寒，知邪气不在表也。有时而发，有时而止，知邪气不在表不在里，知在经络也。夜发多而昼发少，是邪气下陷之深也。此杂证当从热入血室而论之。

生地黄酒洗，炒　熟地黄　蒲黄　丹参酒炒　当归酒洗，去土　汉防己酒洗，炒　柴胡去芦　甘草梢炙　羌活已上各一两　桃仁去皮，三钱，汤浸

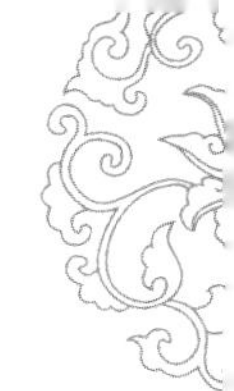

上为粗末，每服五钱，水一盏半，煎至一盏，去柤，空心温服。

洗面药

治面有皯䵳，或生疮，或生痤痱及粉刺之类，并去皮肤燥痒，去垢腻，润泽肌肤。

皂角三斤，去皮弦子，另捣　好升麻八两　楮实子五两　白及一两，细锉　甘松七钱　缩砂连皮　白丁香腊月收　三柰子各五分　绿豆八合，拣净，另捣　糯米一升二合

上为细末，用之如常。

莹肌如玉散

白丁香　白及　白牵牛　白蔹各一两　白芷七钱　当归梢　白蒺藜　升麻各五钱　白茯苓　楮实子各三钱　麻黄去节，二钱　白附子　连翘各一钱五分　川椒一钱

上为细末，用之如常。

面油摩风膏

麻黄　升麻去黑皮　防风各二钱　羌活去皮　当归身　白及　白檀各一钱

上用小油半斤，以银器中熬，绵包定前药，于油中熬之得所，澄净去租，人黄蜡一两，再熬之为度。

小儿门

治惊论

外物惊，宜镇心，以黄连安神丸；若气动所惊，宜寒水石安神丸，大忌防风丸。治风辛温之药必杀人，何也？辛散浮温热者，火也，能令母实，助风之气盛，皆杀人也。因惊而泄青色，先镇肝，以朱砂之类，勿用寒凉之气，大禁凉惊丸。风木旺必克脾胃，当先实其土，后泻其子。阎孝忠编集钱氏方，以益黄补土，误矣。其药有丁香辛热助火，火旺土愈虚矣。青橘皮泻肺金，丁香辛热，大泻肺与大肠，脾实当泻子，令脾胃虚反更泻子而助火，重虚其土，杀人无疑矣。其风木旺证，右关脉洪大，掌中热，腹皮热，岂可以助火泻金。如寒

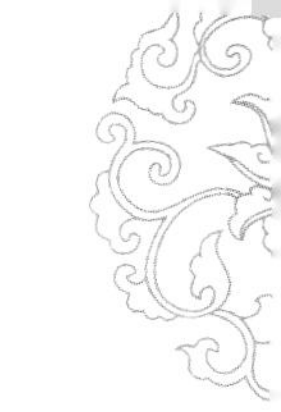

水来乘脾土，其病呕吐腹痛，泻痢青白，益黄散圣药也。今立一方，先泻火补金，大补其土，是为神治之法。

黄芪汤

黄芪二钱　人参一钱　炙甘草五分

上㕮咀，作一服，水一大盏，煎至半盏，去柤，食远服。加白芍药尤妙。

此三味皆甘温，能补元气，甘能泻火，《内经》云：热淫于内，以甘泻之，以酸收之。白芍药酸寒，寒能泻火，酸味能泻肝而大补肺金，所补得金土之位，金旺火虚，风木何由而来克土，然后泻风之邪。

夫益黄散、理中丸、养神丸之类，皆治脾胃寒湿大盛，神品之药也。若得脾胃中伏热火，劳役不足之证，及服热药巴豆之类，胃虚而成慢惊之证，用之必伤人命。夫慢惊风者，皆由久泻，脾胃虚而生也，钱氏以羌活膏疗慢惊风误矣。脾虚者，由火邪乘其土位，故曰：从后来者为虚邪。火旺能实其木，木旺故来克土，当于心经中以甘温补土之源，更于脾土中泻火以甘寒，更于脾土中补金以酸凉，致脾土中金旺火衰，风木自虚矣。损食多进药愈，前药是也。

益黄散

治胃中风热。

黄芪二钱　陈皮去白[①]　人参各一钱　芍药七分[②]　生甘草　熟甘草各五分　黄连少许

上为细末，每服二钱，水一盏，煎至五分，食前服。

升阳益血汤

二月间有一小儿，未满一百日，病腹胀，二日大便一度，瘦弱，身黄色，宜升阳气，滋血、益血、补血，利大便。

蝎梢二分　神曲末　升麻各三分　当归　厚朴各一钱　桃仁十个

上都作一服，水一大盏，煎至半盏，去柤，食远热服。

---

① 去白：《济生拔萃》本作"不去白"。

② 七分：《济生拔萃》本作"七钱"。

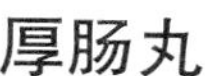

厚肠丸

治小儿失乳，以食饲之，未有食肠，不能克化，或生腹胀，四肢瘦弱，或痢色无常。

厚朴　青皮各二分　橘红　半夏　苍术　人参各三分　枳实　麦蘖面　神曲末各五分

上为极细末，水煮面糊为丸，如麻子大。每服二十丸，温水送下，食前。忌饱食。

补阳汤

时初冬，一小儿二岁，大寒证，明堂青脉，额上青黑，脑后青络高起，舌上白滑，喉鸣而喘，大便微青，耳尖冷，目中常常泪下，仍多眵，胸中不利，卧而多惊，无搐则寒。

黄柏　橘皮　葛根　连翘　蝎梢　炙甘草各一分　升麻　黄芪　柴胡各二分　当归身　麻黄各三分　吴茱萸　生地黄　地龙各五分

上㕮咀，都作一服，水一大盏半，煎至六分，去租，乳食后热服。服药之后添喜笑，精神出，气和顺，乳食旺。

大芜荑汤一名栀子茯苓汤

治黄瘠土色，为热为湿，当小便不利，今反利，知黄色为燥，胃经中大热；发黄脱落，知膀胱与肾俱受土邪，乃大湿热之证。鼻下断作疮者，上逆行荣气伏火也。能乳者，胃中有热也，寒则食不入。喜食土者，胃不足也。面黑色者，为寒为痹。大便青，寒；褐色，血黑色，热蓄血中；间黄色，肠中有热。治法当滋荣润燥，除寒热，致津液。

防风　黄连各一分　黄柏　炙甘草　麻黄不去根节　羌活各二分　山栀子仁　柴胡　茯苓各三分　当归四分　大芜荑　白术各五分

上锉如麻豆大，都作一服，用水一大盏半，煎至六分，去租，食前稍热服。

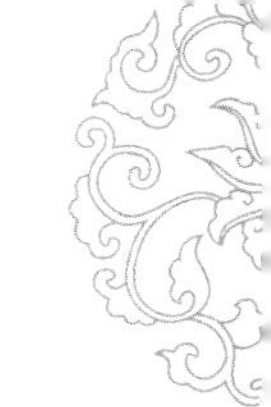

塌气退黄汤一名茯苓渗湿汤

治小儿面色痿黄，腹膜胀，食不能下。

白术　柴胡各半分　升麻一分　桂枝　麻黄　吴茱萸　厚朴　羌活　草豆蔻　神曲末　苍术　泽泻　白茯苓　猪苓　黄柏　橘红各二分　青皮　黄连各五分　杏仁二个

上都作一服，水二大盏，煎至一盏，去柤，食前温服。

中满分消丸

枳实　黄连去须　厚朴各五分　生姜　姜黄　猪苓各一钱　橘皮　甘草　白术各一钱五分　砂仁　泽泻　茯苓各二钱　半夏四钱　黄芩一两二钱

上为细末，汤浸蒸饼为丸，如黍米大。每服三五十丸，温水下。

消痞丸

黄连五钱　黄芩二钱　厚朴七分　姜黄五分　干生姜　人参各四分　甘草三分　枳实二分　橘皮一分

上为细末，汤浸蒸饼为丸，如黍米大。每服三十丸，随乳下。

斑疹论

夫斑疹始出之证，必先见面烧腮赤，目胞亦赤，呵欠烦闷，乍凉乍热，咳嗽嚏喷，足稍冷，多睡惊。并疮疹之证，或生脓疱，或生小红斑，或生瘾疹，此三等不同，何故俱显上证，而后乃出？盖以上诸证，皆太阳寒水起于右肾之下，煎熬左肾，足太阳膀胱寒水夹脊逆流，上头下额，逆手太阳丙火不得传导，逆于面上，故显是证。盖壬癸寒水克丙丁热火故也。诸斑证皆从寒水逆流而作也，医者当知此理，乃敢用药。夫胞者，一名赤宫，一名丹田，一名命门，主男子藏精施化，妇人系胞有孕，俱为生化之源，非五行也，非水亦非火，此天地之异名也，象坤土之生万物也。夫人之始生也，血海始净一日、二日，精胜其血则为男子；三日、四日、五日，血脉已旺，精不胜血则为女子。二物相搏，长生先身，谓之神，又谓之精，道释二门言之，本来面目是也。其子在腹中十月之间，随母呼吸。呼吸者，阳气也，而生动作，滋益精气神，饥则食母血，渴则饮母血，儿随日长，皮肉、筋骨、血脉、形气俱足。十月降生，口中尚有恶血，啼声一发，随吸而下，此恶血复归命门胞中，僻于一隅，伏而不发，直至因内伤乳食，湿热之气下流，合于肾中，二火交攻，致荣气不从，逆于肉理，恶血乃发。诸斑疹皆出于膀胱壬水，其疡后聚肉理，归于阳明，故三番斑始显之证，皆足太阳壬膀胱克丙小肠，其始出皆见于面，终归于阳明肉理，热化为脓者也。二火炽甚，反胜寒水，遍身俱出，此皆出从足太阳传变中来也。当外发寒邪，使令消散，内泻二火，不令交攻其中，令湿气上归，复其本位，可一二服立已，仍令小儿以后再无二番斑出之患。此《内经》之法，览者详之。

消毒教苦散

治斑证悉具，消化便令不出，如已出希者，再不生斑。

防风　羌活　麻黄根　升麻　生地黄　连翘初出者减，出大者加　酒黄柏各五分　当归身　黄连各三分　川芎　藁本　柴胡　葛根　酒黄芩　生黄芩　苍术各二分　细辛　生甘草　白术　陈皮　苏木　红花各一分　吴茱萸半分

上锉如麻豆大，每服五钱，水二大盏，煎至一盏，去柤，稍热空心服。

夫斑疹出者，皆因内伤，必出斑，荣气逆故也。大禁牵牛、巴豆食药，宜以半夏、枳、术、大黄、益智仁之类去其泄泻，止其吐。若耳尖冷，呵欠，睡中惊，嚏喷，眼涩，知必出斑也。诸大脓泡，小水泡，斑、疹、瘾三色皆荣气逆而寒复其表，宜以四味升麻汤中加当归身、连翘，此定法也。

如肺成脓斑，先嗽喘，或气高而喘促，加人参，少加黄芩，以泻伏火而补元气。

如心出小红斑，必先见嗌干，惊悸，身热，肌肉肿，脉弦洪，少加黄连。

如命门出瘾疹，必先骨疼身热，其疼痛不敢动摇，少加生地黄，又加黄柏。诸斑疹皆为阴证疮，须皆因内伤饮食，脾胃不足，荣气逆行，虽火热内炽，阴覆其外，治法如前。

辨小儿斑症：呵欠、嚏喷、睡中发惊，或耳尖冷、眼涩。

或辨复[1]食：口热，或口醋气，奶瓣不消，或腹中痛。

如斑证少具，其斑未发，乃与升麻汤三五钱，带热服之，待身表温和，斑疹已显，服药乃止。

如其身凉，其斑未出，辨得是斑证，无问服数，直候身表温和，及斑疮已显，然后乃止，只时时与桔梗汤，宽胸膈，利咽喉。

桔梗汤

如斑已出，只时时与之，快咽喉，宽利

① 复：据文义疑当作“伤”。

胸膈。

桔梗二钱　甘草炙，一钱

上为粗末，每服三钱，水一大盏，煎至六分，去柤，大温，时时服之，不可计服。

如见伤食证，又见斑证，先与不犯大黄、巴豆药克化过，再与升麻汤。

如食重伤，前药不能过，再与犯大黄、巴豆药过。

如大便行，当即便与升麻汤服之，恐斑子内陷已后临时作，罪过。

如斑子已出稠密，身表热，急与下项。

黍粘子汤

如斑子已出稠密，身表热，急与此药服之，防后青干黑陷。

黍粘子炒香　当归身酒洗　炙甘草各一钱　柴胡　连翘　黄芪　黄芩各一钱五分　地骨皮二钱

上同为粗末，每服二钱，水一大盏，煎至六分，去柤，温服，空腹。服药毕，且休与乳食。

麻黄柴胡升麻汤

治小儿寒郁而喘，喉鸣，腹满，鼻流清涕，脉沉急而数。

麻黄　草豆蔻仁　益智仁各一钱五分　吴茱萸　厚朴各二分　当归梢　甘草　柴胡　生黄芩各一分　升麻　神曲　苏木各半分　全蝎二个　红花少许

上锉如麻豆大，分作二服，水一大盏，煎至七分，去租，食远服。忌风寒，微有汗则效。

兰室秘藏卷下终

声　明

由于年代久远，在本书的重印过程中，部分点校及审读者未能及时联系到，在此深表歉意。敬请本书的相关点校及审读者在看到本声明后，及时与我社取得联系，我们将按照国家有关规定支付稿酬。

天津科学技术出版社有限公司